解密NADH

健康、長壽和活力的秘密

第一本深度剖析
NADH的
中文逆齡指南

保健營養規劃師 **涂永勝** 著
愛健康國際科研團隊

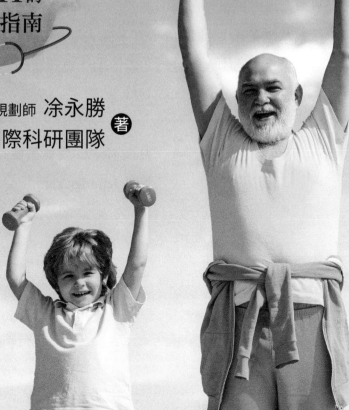

愛與健康交織的力量

　　很榮幸向您推薦我們公司最新推出的著作——《解密 NADH：健康、長壽和活力的秘密》。作為這家公司的總裁，我深感自豪能夠分享這本匯聚了先進科學知識和實用健康智慧的重要著作。

　　這本書不僅代表了我們公司對健康和生活品質的承諾，更展現了我們在行業中的引領地位。作者以專業、深入的研究為基礎，深入剖析了 NADH 這一關鍵的生命元素，並揭示了它對健康、長壽和活力的深遠影響。

　　這本書不僅提供了最前沿的科學內容，還以豐富的科學實證和簡單易懂的說明方式，使複雜的概念變得易於理解。我相信，這不僅是一本書籍，更是一個引導讀者走向更健康生活的寶貴指南。

　　我誠摯地鼓勵您閱讀這本書，深入了解 NADH 的奧秘，並將其應用到您的生活中。願這份知識帶給您更豐富、更健康的人生。

　　衷心感謝您對我們公司的支持！

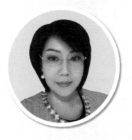

Best Health 愛健康國際股份有限公司

總裁 Jennifer Yang

擁有它，面子、裡子完美兼顧

我由衷地向大家推薦一本極具洞見和前瞻性的著作——《解密NADH：健康、長壽和活力的秘密》。這是我的一位摯友與她的科研團隊深度研究後所撰寫的書籍，我深信這將是一本改變許多人健康和生命的重要著作。

我經營化妝品、護膚品產業近 40 年，市場遍及歐美、亞洲等地區，深知除了要照顧好自己的肌膚之外，保有健康的身體和活力對於每個人更是非常重要的。

這本書以深入淺出的方式探討了 NADH 在人類健康和長壽方面的關鍵作用，結合了科學的嚴謹和平易近人的解釋，讓一般讀者也能夠深入了解這項複雜而重要的主題。

這部作品不僅是一本書，更像是一個引領您走向更加健康和充實的生活指南，您將理解 NADH 的神秘之處，並將這些知識轉化為實際的生活改變。

在此誠摯的祝願本書能夠帶給您豐富的啟發和實實在在的收益，請抓住這個機會，開啟一段更健康、更充實的生活旅程。

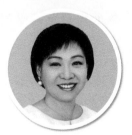

PROFUSION COSMETICS

總裁 Sharon Wang

逆齡長壽背後的科學秘密

當我翻閱《解密 NADH：健康、長壽和活力的秘密》這本書時，深深感受到一場關於生命和健康的啟示之旅。這部作品不僅是一本充滿著生物學和醫學知識的指南，更是一次對人類身體奧秘的探索。

作者以淺白而生動的筆法，將複雜的科學概念融入生動的敘事之中，讓讀者能夠輕鬆理解複雜的生命過程。這種資訊的呈現方式不僅讓科學變得親切，更讓我們對身體的運作機制有了更加清晰的認識。

這本書的真正魅力在於它的深度和全面性，從 NADH 到輔酶 Q10，再到白藜蘆醇，作者將這些生命元素串聯起來，呈現給讀者一個關於生命力量的完整畫卷。我由衷推薦《解密 NADH：健康、長壽和活力的秘密》給所有對健康和生命充滿好奇心的讀者。願你在閱讀的過程中，獲得對生命更深層次的理解和啟示。

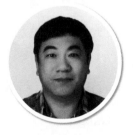

嘉鋐貿易有限公司董事長
國防醫學院 微生物及免疫學研究所碩士
楊光燁

一起作一名快樂的健康長壽者

每當有人問我：「你這麼年輕，為什麼就開始研究抗衰老跟吃相關產品呢？」我想，這跟我自身的故事有很大的關係。

由於自己在大學念的是歷史學跟臨床心理學，對於「人的生命和價值」有著非常濃厚的興趣，在歷史上更不乏像秦始皇這樣的帝王及名人追尋「長生不老」，而心理學對於生命意義的探尋則是貫穿了經典的精神分析學派乃至於近代的後現代主義心理學。

大學畢業後，我有幸進入林口長庚醫院神經科學研究中心，投身帕金森氏症的深部腦刺激臨床研究工作，在這段工作中，我驚訝地發現，以往被視為老年才會發病的帕金森氏症，竟然也有不少三十歲就開始發病的案例，在與病人和家屬相處的過程中，逐漸培養出對於如何實現「預防勝於治療」的追求和使命感，尤其是在面對像帕金森氏症這類近乎無解的神經退化性疾病時，假如能夠找到可行的預防方法，那將是極大的福音。

所有的疾病追根究柢來看，其實都是因為細胞故障所延伸而出來的，而細胞故障的根本原因則可以追溯到端粒縮短所造成的染色體缺損、DNA 斷裂、基因表達紊亂等微觀層面。如何啟動細胞的自我修復機制，改善端粒縮短、DNA 斷裂、基因表達紊亂等問題，便成為「可能」可以實現「預防勝於治療」的健康長壽目標和答案。

在尋找答案的過程中，充滿話題性的 NMN 成為我所關注的分子，我也灌注大量時間閱讀如雨後春筍般湧現的論文和研究報告，並深信透過提升 NAD$^+$ 在體內濃度的方式，是可以啟動細胞自我修復機制的保健策略。然而，隨著市場上充斥著「NMN 詐欺」和「美國 FDA 頒布 NMN 不再視為膳食補充劑禁令」等問題，凸顯

NMN 商品在市場上的不成熟，甚至讓許多追求健康的消費者反而吃到「假 NMN」，且難以百分之百確保獲得正確的 NMN。即便在 NMN 的科研大國——美國，NMN 也不再被視為膳食補充劑存在，這使得 NMN 在市場上面臨著種種不確定性。

這樣的轉折促使我花更多時間去瞭解其他可以達成提升 NAD^+ 濃度的方式，沒想到過去被美國 FDA 評價為「怕光、怕水、怕高溫和怕氧化之外，吸收過程中也怕胃酸降解，使得真正被吸收的部分變得非常有限」的 NADH，居然迎來了技術上的突破，也就是極其嬌貴的 NADH 現在竟然已經確實存在著可以通過口腔黏膜吸收的穩定型 NADH。

於是在深入研究和鑽研後，我非常肯定 NADH 將成為現階段抗衰老領域的明日之星，並且為人類帶來極大的益處。尤其在全球多個國家即將邁入「超高齡社會」（總人口中有超過 20％為 65 歲以上的長者）的現代，如何能夠提升自己的健康餘命並實現健康老化，已經成為了必須迫切解決的國家問題。

由於 NAD^+ 在體內的濃度從 20 歲開始就迎來第一次顯著的降低，所以我可以很肯定的告訴每一位讀者，如果你已經超過 20 歲，那你現在就應該開始關注健康和衰老的議題，別忘了，在我從事臨床工作的期間，不乏遇見 30 歲就發病的帕金森氏症患者。

健康永遠都是在失去之後才會被格外重視的議題，而抗衰老真正追求的也不應是長生不死，而是盡可能提升自己的健康餘命，作一名快樂的健康長壽者，我深信無病痛的「善終」是一生最美好的祝福和恩典，我期許自己在生命的盡頭時，能夠在無病痛的狀態中安詳入眠，睡著睡著就上天堂跟上帝喝咖啡了。

我也祝福每一位看到這本書的讀者，都能成為一名快樂的健康長壽者。

探索微小分子的偉大力量

在我們的生活中，有一個微小而不為人所熟知的分子，卻扮演著關鍵的角色，它是細胞中一個不可或缺的助推器，為我們的身體提供生命力，並推動我們每一次的呼吸、心跳和運動，這個分子就是——NADH。

儘管它的名字可能在您我的日常對話中不常出現，但 NADH 卻是我們生命的精華，更是健康、長壽和活力的關鍵，它的重要性遠遠超出我們所能理解的範疇，因為它影響著我們的身體、心靈和整個生命。

NADH 並非一項新的發現，它的發展歷史可追溯至近百年以前，然而隨著科學和醫學的進步，我們對這個分子的瞭解日益深入，其故事更是一場探索生命和健康的旅程，是我們尋找答案的冒險之旅。

這本書的目的就是揭示 NADH 的神祕之處，透過科學家們多年來所發表的學術論文和專書，向世人揭開它的神奇面紗，深入瞭解它如何影響我們的健康、長壽和活力。我們將探討其生物學作用，以及它如何參與細胞的能量生成，同時探討它如何保護和修復我們的身體。

讓我們攜手展開這個關於 NADH 的旅程，深入探索它在促進健康、延年益壽和激發活力等方面所扮演的關鍵角色。這是一段關於生命、健康和發現的故事，而 NADH 正是我們解謎旅程的核心所在，讓我們一起展開這趟精彩的旅程吧！

目　錄
Contents

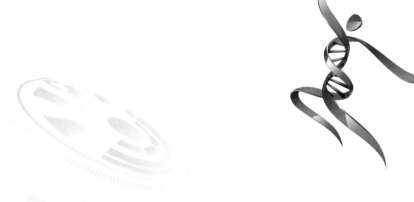

Contents

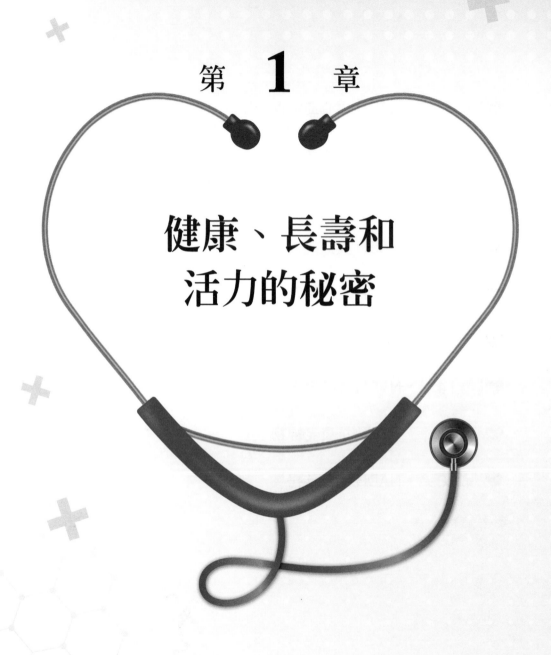

第 **1** 章

健康、長壽和
活力的秘密

隨著科學的進步和對生命科學的深入研究，我們逐漸揭開身體內一個引人入勝的奧秘——NADH。這個微小而強大的分子，在細胞內扮演著各種不同的角色，直接影響我們的健康、壽命和活力。

本章將開始引領讀者進入 NADH 的神秘世界，透過探討其在能量代謝、DNA 修復、抗氧化防禦等方面的獨特功能，揭示這個小小分子如何扮演著生命中不可或缺的關鍵性角色。

這不僅是一場探索 NADH 的旅程，更是一次尋找健康、長壽和活力之源的冒險。我們將深入瞭解 NADH 與其他生物分子的交互作用，以及它在各種生理過程中的協同效應，為讀者揭示一個遠比我們想像中更令人驚奇的生命奧秘。

讓我們攜手踏上探索健康秘密之旅，一同揭開 NADH 的神奇之處，瞭解其對我們身體和生命的深刻影響，共同描繪一幅充滿活力與長壽的圖畫。

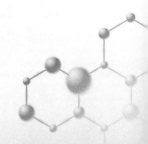

長壽的價值和意義

在這個現代社會，長壽不僅是生命的延續，更是一項寶貴的資源，一種深刻的價值。隨著醫療科技的進步和生活水平的提高，人們越來越能夠享受更長久的生命。

首先，長壽讓我們有更多的時間去實現夢想和追求目標。生命是一場冒險，而長壽就是給予我們廣大無垠的舞台，讓我們能夠嘗試新的事物，挑戰自己，並且持續不斷地成長。其次，長壽帶來的是更豐富的人生經歷和深刻的人際關係。隨著時間的推移，我們能夠建立更多的友誼、家庭和社區關係，這些人際關係成為我們生命中最珍貴的財富，也讓我們更深刻地理解愛和連結的價值。

同時，長壽也為我們提供了機會去分享智慧和經驗，成為社會的長者。透過分享，我們不僅能夠影響後代，還能夠在社會中扮演重要的角色，為他人提供指引和支持。長壽還讓我們能夠更充分地享受生活中的美好瞬間，品味每一個珍貴的時刻。生活中的點點滴滴，從日出到日落，都成為我們珍視的寶藏，讓我們更懂得感恩和珍惜。

總的來說，長壽不僅是時間的延續，更是一段豐富而有意義的旅程。它給予我們機會去追求夢想、建立深厚的人際關係，並以智慧和經驗回饋社會。因此，讓我們珍視並充分體驗這份寶貴的壽命，成就一個充實而有意義的人生。

逆轉生物年齡的契機

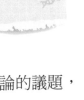

逆齡、長壽在現代社會裡面是一個一直被熱烈討論的議題，隨著科學的進步，實際年齡彷彿不再代表一個人的外貌和狀態，我們可以看到 50 歲的人衰老的跟 65 歲一樣，也可以看到注重養生保健的 80 歲的人，在外表和體力上跟 60 歲的人差不多，這背後影響的關鍵，就是「生物年齡」。

生物年齡的概念一直以來都是令人著迷的話題，隨著科學技術的進步，我們正處於逆轉生物年齡的契機之中。過去，人們可能認為生老病死是生命的必然循環，但現在，科學家們開始發現一些能夠改變這一循環的關鍵。

首先，我們需要關注的是細胞和基因的層面。科學研究顯示，我們的細胞內包含著一種被稱為 NADH 的分子，這是一種

在細胞代謝過程中扮演關鍵角色的輔酵素。NADH 的濃度與我們的生物鐘和身體狀態密切相關。當我們能夠理解並調節 NADH 的運作時，我們或許就能夠逆轉生物年齡的過程。

其次，基因編輯技術的發展也為逆轉生物年齡帶來了新的可能性。科學家們正致力於研究如何通過基因編輯，修復或替換那些與衰老相關的基因，以實現生命的延續。這種技術雖然仍在實驗階段，但顯示出了改變生物體內部結構的潛力。

此外，營養學和生活方式也在逆轉生物年齡的路上發揮了關鍵作用。一些營養素和飲食習慣被認為對促進細胞修復和延緩衰老過程有積極影響。保持適當的運動和心理健康也是這個方程式中不可或缺的一部分。總的來說，逆轉生物年齡的契機正在逐漸浮現，傳統觀念或許將被重新定義。我們或許能夠期待一個更長壽、更健康、更充實的生命，而這一切都始於我們對科學和生命奧秘的深刻理解。

而在過去的 30 年裡，西班牙、美國、奧地利和世界各國科學家們的共同努力，已在 NADH 對抗老化和疾病的研究取得顯著的進展。這些科研成果一再證實了 NADH 可以延長壽命，並且對以下健康狀態皆有改善或逆轉的效果。

1. **腦部健康**：改善阿茲海默症、帕金森氏症、憂鬱症和注意力不足過動症。

2. **慢性疲勞症候群**：可改善一種由病原體引起的細菌性傳染病

——慢性萊姆病的疲勞症狀。

3. **心血管保健**：降低高血壓、降低總膽固醇。

4. **皮膚保養**：抵禦紫外線損傷、提亮膚色、淡化斑點、促進膠原蛋白合成。

5. **癌症防治**：臨床上對乳管癌、結腸癌、支氣管癌、肝癌有產生效果。

6. **增強運動表現**：提升肌肉最大力量和耐力、提高專注力、加快反應速度。

7. **時差和睡眠不足**：改善睡眠不足對認知能力的影響，特別是在語言表達和數學方面。

8. **更年期調理**：顯著改善更年期女性的潮熱、情緒波動、睡眠困擾、精力不足和壓力等症狀。

上面這些發現除了動物實驗外，多項人體臨床試驗也已經確認 NADH 的效果，相關論文也發表在國際期刊上。因此，NADH 在西方國家已經是非常成熟的營養保健品。除了以上這些發現外，由於 NAD$^+$ 和 NADH 之間的平衡與細胞的氧化還原狀態密切相關，所以服用 NADH 也可以達到類似 NAD$^+$ 的效果，因此 NMN 可以做到的大部分效果，我們也可以預期透過 NADH 得到。那 NADH 究竟是什麼？為什麼被稱為是「健康、長壽和活力的秘密」呢？接下來就讓我們一起來揭開 NADH 的神秘面紗吧！

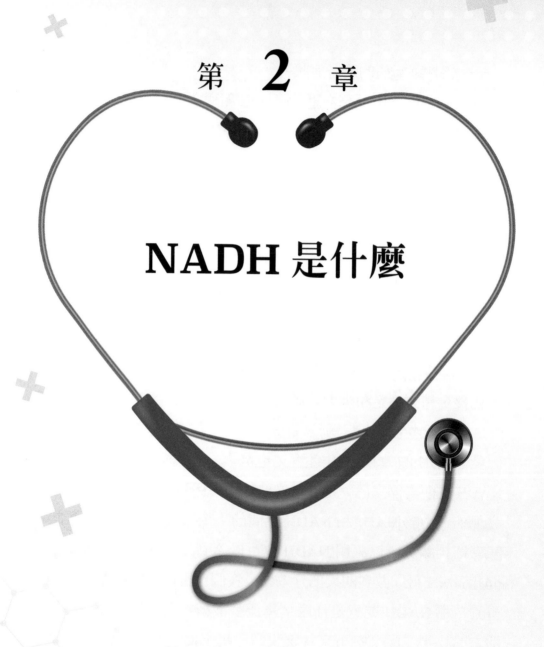

第 **2** 章

NADH 是什麼

在我們的生命中，細胞內時時刻刻都在進行著無數次的生化反應，以維持我們的生命和健康。這些微小的反應看似微不足道，但它們的合成和協調使我們的身體能夠順利執行從呼吸到消化的各種任務。在這些反應中，有一種微小的分子，儘管它在細胞內只占據很小的空間，卻在維持我們的生存中扮演著極為重要的角色。這個分子就是 NADH，全名為還原型菸鹼醯胺腺嘌呤二核苷酸。

NADH 在細胞內扮演著關鍵的角色，涉及到能量生產、氧化還原平衡和生化反應。作為細胞呼吸作用中氧化磷酸化的核心，它不僅提供所需的能量，同時參與細胞內的氧化還原反應，有助於維持細胞內的平衡。除了這些基本功能外，NADH 還參與了 DNA 修復、細胞凋亡、酵素作用、免疫支持、抗炎作用以及眾多其他生化途徑，顯示其在細胞生物學中的多樣且重要的作用。

在這一章節中，我們將探討 NADH 的基本概念，瞭解它的結構、生化特性以及在細胞內的功能。透過這份探討，我們將向您介紹這微小分子所蘊含的強大力量，並討論其對我們健康、長壽和活力的影響。讓我們攜手探索這微觀世界中的奇蹟——NADH。

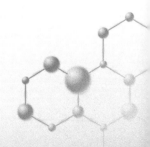

人體內的天然分子
──NADH

　　在我們深入研究 NADH 的作用和重要性之前，讓我們先瞭解 NADH 是什麼？ NADH，全名為還原型菸鹼醯胺腺嘌呤二核苷酸（Nicotinamide Adenine Dinucleotide），是一種維生素 B3 的衍伸物，也是一種具有生物活性的分子，更是細胞內的重要化合物之一。它是生物體內能量生產的關鍵組成部分，也參與了許多細胞代謝過程。

　　NADH 的分子結構相當簡單，但它的作用卻是複雜而重要。它由維生素 B3（菸鹼醯胺）與核苷酸鍵結並帶有一高能的氫離子（H），俗稱「帶電因子」（Electron Carrier Molecule）。簡單來說，NADH 是由菸鹼醯胺腺嘌呤（Nicotinamide Adenine）和兩個磷酸基團組成，這兩者在 NADH 的功能中扮演著不可或缺的角色。

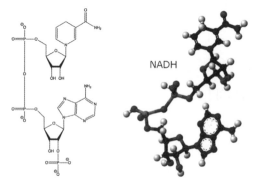

NADH 的化學結構及 3D 模型

NADH 的關鍵作用之一是在細胞的能量生產中當個小幫手，它參與細胞的呼吸作用，協助將我們吃進肚子的食物在粒線體中變成一種被稱為 ATP（三磷酸腺苷）的分子。ATP 是細胞的能量來源，無論是日常活動還是讓我們的心臟跳動，都需要大量的 ATP 才能有能量來維持正常運作。所以簡單來說，NADH 就是生命裡不可或缺的能量合成小夥伴。

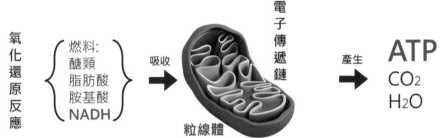

Trends Endocrinol Metab. 2012 Sep; 23(9): 420–428.

粒線體與 NADH 作用機轉的示意圖

此外，NADH 還在細胞中發揮抗氧化作用。它可以捕獲並中和有害的自由基，保護細胞不受氧化應激（oxidative stress，是指當自由基與抗氧化物比值間不平衡的狀態，尤其是自由基過剩的情況下，抗氧化物被過度耗損的失衡狀態）的損害，這種抗氧化作用有助於維持細胞的健康和穩定性。而且 NADH 還涉及許多生物化學反應，包括 DNA 修復、細胞凋亡（細胞自毀）以及多種酵素反應。所以 NADH 是維持細胞內平衡的關鍵因素，對於生物體的健康至關重要，更是與抗衰老機制的運作密不可分。

在本書的後續章節中，我們將更深入地探討 NADH 的生物化學作用，以及其在健康和長壽中所扮演的角色，更重要的是要如何應用這一知識來提高我們的生活質量。我們會逐漸瞭解 NADH 不僅僅是一個分子，更是生命、健康和活力的關鍵，唯有透過深入瞭解 NADH，我們才可以更清楚地認識自己，進而更有效地管控和提升生活品質。

能量代謝最重要的一員

菸鹼醯胺腺嘌呤二核苷酸（NAD）是一種參與代謝過程的重要輔助因子，在所有活細胞中都有分布，它的結構是由兩個核苷酸通過磷酸基團相連而成，其中一個核苷酸含有腺嘌呤的核苷鹼基，另一個則含有菸鹼醯胺。NAD 有兩種不同的形式，分別是氧化形式的 NAD^+ 和還原形式的 NADH（H 代表氫），都是由碳、氫、氮、氧和磷原子所組成的分子，這兩種形式被稱為「氧化還原對」，意思是它們是同一個原子或分子在氧化還原反應中的兩種狀態，分別是被還原狀態（多了氫離子與電子），與被氧化狀態（少了氫離子與電子）。

為什麼會這樣呢？因為 NAD 是一種重要的輔酵素，它在細胞中扮演電子的運送者，它可以在 NAD$^+$ 和 NADH 之間進行轉換，從而參與不同的氧化還原反應。NAD$^+$ 是一種氧化型形式，它可以接受電子和帶電的氫離子（H$^+$），從而形成 NADH；而 NADH 則是一種還原型形式，它可以將電子和 H$^+$ 傳遞給其他分子，從而恢復為 NAD$^+$。

在 NAD$^+$ 的背景下，氧化還原反應是細胞能量產生的關鍵組成部分。當 NAD$^+$ 轉換為 NADH 時，它獲得了兩種東西：首先是帶電的氫離子（H$^+$），其次是兩個電子。而 NADH 被認為是活化的載體分子，它的作用是將這些多餘的電子轉移到粒線體的內膜上，將它們捐贈給一種稱為電子傳遞鏈的結構，像食物分子一樣，NADH 起到電子供體的作用。

NAD$^+$ 和 NADH 之間的轉換是細胞呼吸作用過程中產生 ATP 的關鍵步驟，在這個轉換過程中會經過三個主要階段來釋放能量：糖解、克氏循環（亦被稱為 TCA 循環 tricarboxylic acid cycle）和電子傳遞鏈。在這些階段中，NAD$^+$ 作為一種電子載體，可以在 NAD$^+$ 和 NADH 之間切換形式。NAD$^+$ 從食物分子中獲取電子，變成 NADH。然後，NADH 將電子傳遞給氧氣，並恢復成 NAD$^+$。

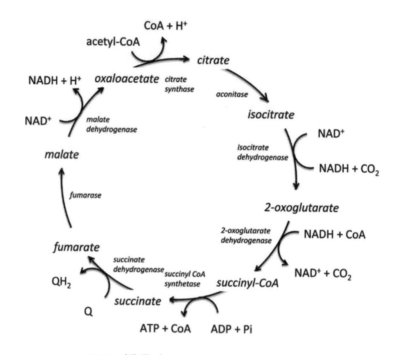

TCA 循環（tricarboxylic acid cycle）

　　除了 ATP 的產生之外，細胞還利用 NAD^+ 和 NADH 來進行其他類型的反應。例如，在肝細胞中，有乙醇去氫酶（ADH）和乙醛去氫酶（ALDH）兩種酶，它們使用 NAD^+ 作為一種氧化劑，將我們喝的酒精飲料中的乙醇分解成一種毒性較低的物質，叫做乙酸鹽。在這兩個反應中，NAD^+ 都會接收兩個電子和一個氫分子，形成 NADH。反應式為：$NAD^+ + H_2 + 2e^- \rightarrow NADH + H^+$。

　　NAD 分子的電荷決定了它與其他分子的相互作用方式，例如 NADH 不能執行 NAD^+ 的功能，反之亦然。

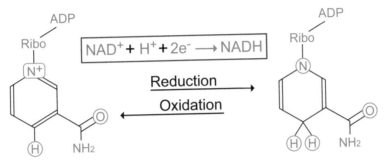

NAD⁺ to NADH Redox Reaction

$$NAD^+ + H^+ + 2e^- \longrightarrow NADH$$

Reduction →

← Oxidation

NAD⁺ 至 NADH 的氧化還原反應

　加州大學舊金山分校在《生物科學前沿》期刊中發表論文指出，NAD⁺ 和 NADH 通過調節多種 NAD⁺ ／ NADH 依賴性酵素的活性，如被稱為 DNA 修復酵素的多聚（ADP──核糖）聚合酶（PARPs），以及被稱為長壽基因的 Sir2 家族蛋白（Sirtuins）等，來實現它們的生物效應。特別值得關注的是，Sirtuins 和 PARPs 在老化、細胞死亡和多種細胞功能中似乎發揮著關鍵作用。這強調了 NAD⁺ 和 NADH 在調節這些生物過程中的重要性，並揭示了它們的多功能性。

　最新的研究發現，NADH 和 NAD⁺ 能夠穿越細胞膜進行轉運，這也顯示細胞外的 NAD⁺ 可能具有新的信號傳遞功能。這些研究成果從根本改變了我們對 NAD⁺ 和 NADH 的認識，提出了有關它們的代謝和生物活性的嶄新理念。根據這些資訊，我們可以合理地推測，NAD⁺ 和 NADH，以及 ATP 和 Ca²⁺（鈣），可

能是生命中最基本的四個元素之一，它們對幾乎所有主要的生物過程均產生重大且深遠的影響。

　　未來對 NAD⁺ 和 NADH 的研究，不僅有助於解開生物學中的一些根本謎團，還將為理解和介入衰老過程以及許多疾病過程提供全新的洞察力。這代表 NAD⁺ 和 NADH 的研究具有廣泛的應用前景，將為促進人類健康提供更多的潛在機會。

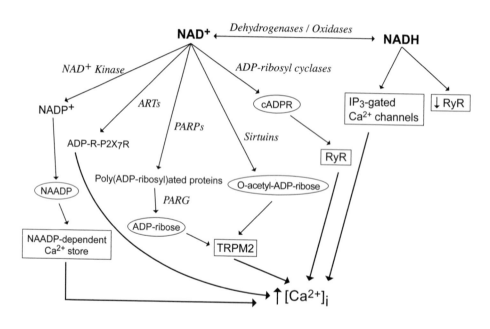

NAD⁺ 和 NADH 影響鈣穩態的途徑
（Weihai Ying et al, Front Biosci. 2006 Sep 1;11:3129-48.）

不同食物中的 NADH 含量

儘管 NADH 在人體內產生，但我們也可以透過飲食攝取這一關鍵的生物分子。以下是一些含有 NADH 的食物：牛肉、鯖魚、雞肉、酵母、馬鈴薯等。

食品中 NADH 含量	
食物類型	NADH 含量（毫克／kg 組織）
肉	50
家禽（雞肉）	40
魚	35
酵母	2
馬鈴薯	0.2

縱然 NADH 是一種重要的生物分子，參與了許多代謝過程和能量產生。然而，我們的飲食並不能提供足夠的 NADH 來滿足我們的需求，這是因為食物中的 NADH 在烹飪或消化時很容易被破壞或降解。因此，我們需要通過自身的生理機制來合成 NADH。不同的生物體有不同的 NADH 合成能力，這取決於它

們的能量需求和活動水平。動物細胞通常比植物細胞產生更多的 NADH，因為動物需要更多的能量來移動和適應環境。在動物體內，最富含 NADH 的組織是心臟和飛行肌（通常是指鳥類或昆蟲等動物身體中特化用於飛行的肌肉），因為它們需要高強度的運動；相反的，植物細胞由於缺乏運動能力，所以它們的 NADH 合成水平較低。這意味著素食者相比於吃肉者，從飲食中獲得的 NADH 較少。因此，素食者可能更需要通過補充一些 NADH 的補充劑來作為 NADH 的來源，以保持身體的健康和活力。

此外，根據印度韋洛爾理工學院在《微奈工程》期刊中發表論文指出，NADH 通常會以補充劑或食品的形式攝取進人體內，如肉、魚、馬鈴薯、酪梨等，而在人體細胞中，如果 NADH 含量異常，則會導致認知功能下降、失眠、帕金森氏症、焦慮、阿茲海默症、注意力缺陷障礙等健康問題。目前仍未有可以準確檢測食物中 NADH 的方法，因此在該論文中探索了許多分析方法來檢測 NADH，如比色法、螢光法、液相層析法、電化學法和光電化學法，在這些方法中，電化學法或許是未來最佳的檢測方法。因此，使用 NADH 補充劑來補充體內的 NADH，截至目前為止仍是有效提升體內 NADH 濃度的最佳方式。

如何生產製造 NADH

　　NADH 的生產是一個涉及生物化學和工業技術的複雜過程，通常微生物或酵母菌被用來發酵有機物質以產生 NADH，這種方法的優勢在於可透過天然資源製造 NADH，並具有較高的生物相容性。所以世界上 NADH 製造商使用的 NADH 製備主要有三種製造方法：化學合成、酵素合成、發酵生物合成。

　　然而，無論是哪一種生產方法所製造的 NADH，都非常容易受到環境中氧氣及光照的破壞而失去效力，因此美國 FDA 早已指出：NADH 除了怕光、怕水、怕高溫和怕氧化之外，吸收過程中也容易受到胃酸降解，使得真正被吸收的部分變得非常有限。

　　正因為 NADH 本身的性質十分不穩定，科研人員經過長時間的研究後發現，葉綠素具有保護 NADH 的能力，透過應用特有的微囊化技術，並添加蜂蠟和植物油脂，可以提高 NADH 的穩定度，使其更容易被人體吸收並利用。因此這類具有保護 NADH 穩定度的專利技術，也為 NADH 可以作為一個有效的營養補充劑提供極大的保障。

醫點就通

　　在這一章中，我們深入探討了 NADH 的結構以及在生物體內的角色，透過對 NADH 生物學意義的深入理解，我們能更清楚地認識它對人體健康和生命活動的不可或缺性。NADH 的研究在醫學和生命科學領域取得了重大的突破，為新藥物的開發和疾病治療提供了寶貴的訊息，而這些發現有望為未來的醫學進展帶來更多潛在的好處。

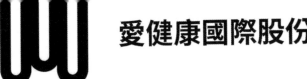
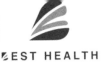
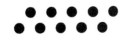
憑本書可兌換
白藜蘆醇試用包乙份

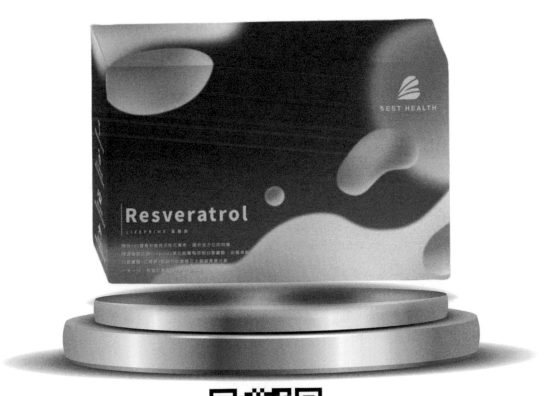

私訊我們

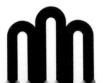

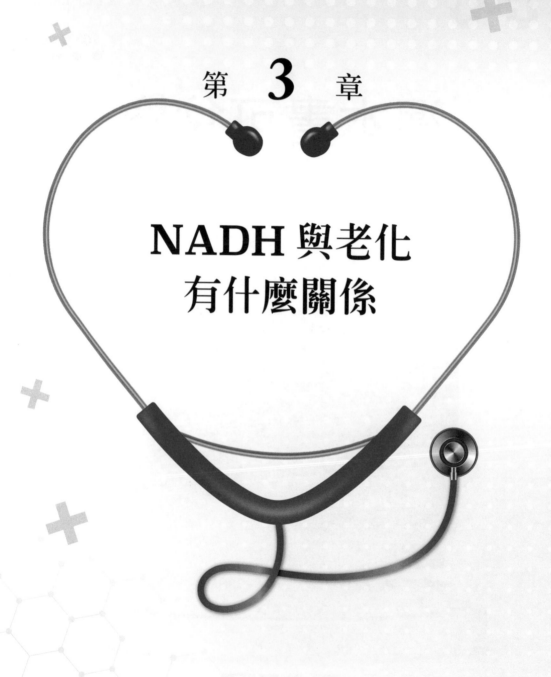

第 **3** 章

NADH 與老化
有什麼關係

老化是生命中不可避免的過程，科學家們一直在尋找能夠延緩或逆轉這一過程的方法。在這引人入勝的章節中，我們將深入探討 NADH 與老化之間的密切關聯。

NADH 作為細胞內的能量載體和參與多種生物化學反應的關鍵分子，引起科學家們對其在老化過程中所扮演的角色的極大興趣。隨著年齡增長，我們的身體逐漸減少 NADH 的生產，這可能導致細胞機能下降和老化相關疾病的增加。

本章將介紹 NADH 在細胞內的功能，深入探究它與老化機制之間的相互作用，並探討科學界對 NADH 在抗衰老和延緩老化過程中的應用與最新研究，同時，我們將探討這些發現對未來抗衰老保健的可能影響。

透過這一章節的閱讀，您將更全面地瞭解 NADH 如何成為探索長壽和健康的關鍵，以及科學家們如何努力挖掘這一生物分子的潛力，為人類帶來更長壽、更健康的未來。

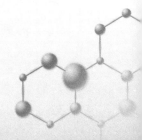

「年老」在不同國家地區的定義

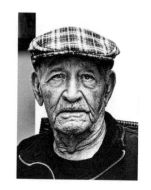

　　隨著社會演進和全球化的發展，65 歲是許多國家定義的老年門檻，這個年齡通常與生理上的老化相關聯，並且被廣泛接受為全球通用的老年界定。然而，對於「年老」的定義，在不同國家地區卻也表現出豐富多樣的面貌。

1. 文化與價值觀的影響

　　在一些亞洲國家，例如中國和日本，年老通常與智慧、經歷以及家族地位聯繫在一起。在這些文化中，長壽者往往備受尊敬，同時高齡者的建議和意見被視為寶貴。

　　例如，在日本，75 歲被視為「高齡者」的標誌，反映了該國長壽人口的特點。相比之下，歐美文化可能更注重個體的生理健康和外在老化的跡象。

2. 勞動市場參與的觀點

　　各國對於退休年齡的觀念和政策存在顯著的差異，有些國家

鼓勵人們長時間參與勞動市場，因此將退休年齡設定在相對較高的水平，以維持勞動力的穩定；而其他地區可能更強調提供早期退休的機會，鼓勵年長者享受更長的休閒時光。

許多國家通過法律確立了退休年齡，這被視為老年生活的開始。例如，在一些地區，65 歲通常是退休的開始，但是在東亞，60 歲也可能被視為進入老年的階段。

3.醫學和生理標準

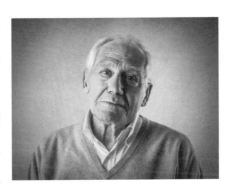

老年與生理健康狀態之間存在密切關係，然而各國對於「年老」的標準存在著不同的看法。有些地區可能更注重老年人的健康指標，例如慢性病發生率和生活品質等，這種觀點突顯了生理老化對個體的實際影響。

總體而言，「年老」的定義是一個涉及多方面因素的複雜議題，從文化、社會價值觀、退休政策到醫學標準，各國對於這一階段的看法都有其獨特之處。然而，與我們的健康狀態更密切相關的是，我們更應該問：人為什麼會變老？究竟是什麼原因導致人體老化呢？

延緩老化的關鍵因子 ——NAD⁺

　　在過去一個世紀以來，人類在預防和治療各種疾病方面取得了驚人的成就。然而，這些成就也存在一些侷限。許多現有的藥物只針對單一致病因素或器官系統，而忽略了其他可能存在的併發症或影響。因此，儘管人類的平均壽命有所提高，但健康壽命卻沒有相應延長。幸運的是，隨著長壽科學的發展，我們可能很快就能找到一種或幾種藥物，能夠同時治療多個器官系統的損傷，從而延長我們的健康壽命。從保健營養角度，也有更多科學化的飲食調整方式，以及高科技的營養補充劑持續推出，這將有助於我們更全面地應對老化相關的健康挑戰，為人類創造更健康、更長久的生命和價值。

　　談到延緩老化，就必須要談到一個關鍵因子——菸鹼醯胺腺嘌呤二核苷酸（NAD⁺），它是所有生物體中普遍存在的重要分子，參與細胞內多種氧化還原反應，擔任能量代謝的關鍵媒介。同時，NAD⁺也具備信號傳遞的功能，其濃度的調控能夠影響數百種細胞活動，包括基因表達、DNA 修復以及細胞凋亡等生命活動。

PARP1、CD38、SIRT 是 NAD+ 消耗酵素

　　NAD+ 是一種重要的細胞輔酵素，參與許多生命活動，如能量代謝、DNA 修復、抗氧化、抗壓力等。年輕的時候，由於體內 NAD+ 的濃度很高，所以細胞也有極佳的自我修復能力，可以幫助我們很快地從疲勞、生病或受傷的狀態中恢復。然而，隨著年齡的增長，人體內的 NAD+ 濃度會逐漸降低，這會影響細胞的功能和健康，使得人體更容易出現衰老現象，並引發與衰老相關的多種疾病。那麼，導致 NAD+ 濃度下降的原因是什麼呢？科學界經過長期的深入研究，識別出數個關鍵因素，即一些具有酵素活性的分子，這些酵素能夠催化對 NAD+ 的分解或消耗反應，進而降低 NAD+ 的有效可用性。這些酵素的代表性成員包括 PARP1、CD38 和 SIRT，它們在細胞中發揮著調控 NAD+ 濃度的關鍵角色。

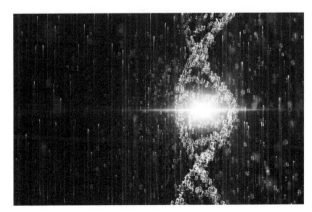

PARP1 是一種參與 DNA 修復的酵素,其主要功能在於它可以在 DNA 斷裂點添加多聚 ADP 核糖(PAR),以穩定 DNA 結構。然而,每進行一次 DNA 斷裂點修復,就需要消耗數百個 NAD^+ 分子,隨著年紀增長,人體受到的氧化壓力和環境污染等外部因素影響,DNA 斷裂的頻率也隨之增加,因此 PARP1 的活性相應地提高,進而導致 NAD^+ 的消耗更加劇烈。

CD38 是一種參與免疫反應和細胞信號傳遞的酵素,其主要功能在於將 NAD^+ 轉化為環狀 ADP 核糖(cADPR)和 ADP 核糖(ADPR),這些產物在細胞內發揮調節鈣離子平衡和促進細胞凋亡的作用。值得注意的是,這一轉化過程同時也伴隨著 NAD^+ 的消耗,每轉化一個 ADP 分子即相應地消耗一個 NAD^+ 分子。研究發現,在老化的組織中,CD38 的表達和活性都會增加,這導致 NAD^+ 的轉化速率明顯加快。這一現象進一步突顯了 CD38 在老化過程中的生物學意義,同時也揭示了 NAD^+ 代謝參與了細胞老化和功能減退的機制。

Sirtuins 是一種具有去乙醯化活性的酵素,其主要功能在於去除蛋白質上的乙醯基,從而改變蛋白質的結構和功能。Sirtuins 被認為是一種抗衰老的酵素,因為它可以調節許多與老化相關的基因表達和細胞途徑,如能量代謝、抗氧化壓力、DNA 修復等。然而,Sirtuins 的去乙醯化活性受到 NAD^+ 的調控,需要 NAD^+ 作為輔酶素,這意味著,每去除一個乙醯基就需要消耗一個

NAD⁺ 分子。人體內存在著七種不同的 Sirtuins（SIRT1-SIRT7），它們分布在不同的細胞器和組織中，並在調控生理和代謝過程中發揮不同的作用，其中 SIRT1 和 SIRT6 還參與了 DNA 修復的過程，進一步突顯了 NAD⁺ 在維持細胞功能和延緩衰老過程中的重要性。

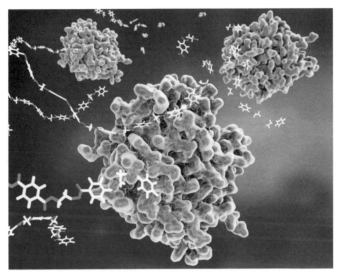

　　PARP1、CD38 和 Sirtuins 在分解或消耗 NAD⁺ 的同時，也會產生一種名為菸鹼醯胺（NAM）的物質，它是 NAD⁺ 的一個組成部分。NAM 可以被再利用，通過一個稱為 NAD⁺ 生物合成途徑的過程，重新合成 NAD⁺。然而，這個過程的效率並不高，而且 NAM 本身還有一種反饋抑制作用，可抑制 Sirtuins 的活性，從而減少 NAD⁺ 的利用率。

　　綜上所述，隨著年齡的增長，人體內的 NAD⁺ 濃度會下降，

這主要是由於 PARP1、CD38 和 Sirtuins 等酵素的分解或消耗作用。這些酵素雖然在細胞中擔任重要角色，同時也會影響 NAD⁺ 的可用性和細胞的整體健康。因此，如何平衡這些酵素的活性以及維護 NAD⁺ 濃度的平衡，已成為未來非常值得深入關注和研究的重要課題。

2011 年，美國馬里蘭大學的研究人員在《神經科學研究》期刊上發表了一篇關於粒線體功能障礙和菸鹼醯胺腺嘌呤二核苷酸（NAD⁺）分解代謝的論文。他們發現，當 DNA 受到嚴重損傷時，一種名為多聚 ADP 核糖聚合酶

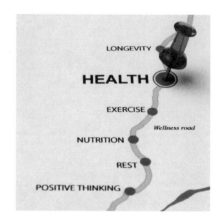

（PARP）的酵素會大量消耗 NAD⁺，從而影響粒線體的能量產生和細胞的存活。他們還發現，另一種名為 CD38 的酵素也會降低細胞內 NAD⁺ 的濃度，而 CD38 的活性與粒線體功能障礙存在相關性。

2016 年，美國梅約診所醫學院的科學家在《細胞代謝》期刊中公布了有關 CD38 對 NAD⁺ 在衰老過程中下降和粒線體功能衰退的調控機制的研究成果。他們指出，CD38 透過一個 SIRT3 的依賴途徑影響 NAD⁺ 的濃度。隨著年齡增長，CD38 的表達和活性上升，這導致 NAD⁺ 的可用性減少並抑制 SIRT3 的活化。

SIRT3 作為一種粒線體去乙醯化酵素，對於維持粒線體的健康和功能至為關鍵。此外，他們的研究還證實 CD38 在 NAD⁺ 前體——煙醯胺單核苷酸（NMN）的分解中扮演主要角色，因此抑制 CD38 可能提高 NMN 對於衰老和代謝疾病調節的效果。

因此科學家也通過 NMN、NR、NAM 等 NAD⁺ 的前體（可以參與化學反應的化學物質，其反應結果是生成另一種化學物質）來作為提高 NAD⁺ 濃度的分子，以提高 NAD⁺ 在人體內的濃度，增強人體的抵抗力和適應力。這些分子有可能在未來成為一種全面的保健方法，不僅能夠對付單一的疾病，而且能夠改善多個器官系統的健康，從而延長人類的壽命和健康。

導致老化的其他原因

ATP（三磷酸腺苷）是一種分子，它可以儲存和釋放能量，以支持所有生物的生命活動。ATP 在人體中扮演著非常重要的角色，因為它可以提供肌肉、大腦和其他器官所需的能量。例如，當我們運動時，肌肉細胞會消耗 ATP 來產生力量和速度；當我們學習或思考時，大腦細胞會利用 ATP 來傳遞電信號，這些信

號負責記憶、認知、情感和協調等功能。

這張照片展示了一種特殊的大腦細胞，稱為神經元，它們可以通過突觸將電脈衝傳遞給其他細胞。這些脈衝實際上是 ATP 的能量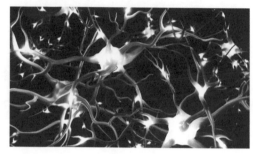形式，它們不僅控制了心臟的跳動和肌肉的收縮，還控制了所有的思想和行為。因此，ATP 可以被視為生命之源。

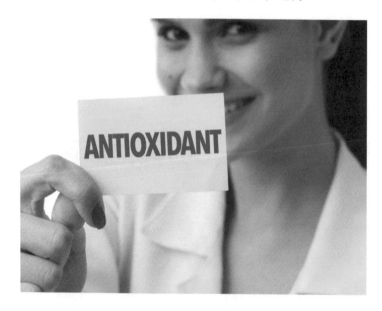

由於 ATP 是由細胞內的粒腺體所產生的，然而，隨著年齡的增長，粒線體在細胞內的數量逐漸減少，導致 ATP 的產量大幅下降。與此同時，人體內發生了一連串變化，這些變化可能對

健康和活力產生重要影響。一個常見的老化現象，就是自由基攻擊和抗氧化劑不足，使細胞和組織受到氧化應激而產生損傷。自由基是一種不穩定的分子，它們會與其他分子發生反應，從而破壞細胞結構和功能。抗氧化劑則是一種可以中和自由基的物質，它們可以保護細胞免受傷害。然而，隨著年齡的增長，我們體內的抗氧化劑濃度會下降，使我們更容易受到自由基的影響。

　　老化也會削弱我們的免疫系統，使我們更容易感染疾病和發炎。免疫系統是一種可以識別和消滅外來入侵者（如細菌、病毒或癌細胞）的防禦機制，但隨著年齡的增長，我們的免疫細胞會減少或失去活性，從而降低我們對感染和癌症等退行性疾病的抵抗力。

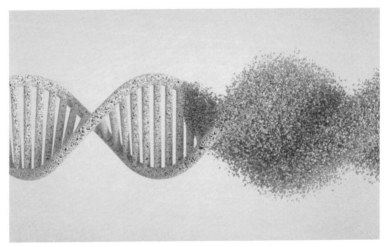

　　另一個與老化相關的問題是細胞的 DNA 損傷。DNA 是一種包含遺傳信息的分子，它決定了我們的特徵和功能。然而，DNA

也會受到各種因素（如紫外線、放射性物質或化學物質）的損傷，導致每個細胞每天多達 1,000,000 處的分子損害，進而引發突變或錯誤，這些錯誤可能會影響細胞的正常運作，甚至引發癌症或其他疾病。雖然我們的細胞有一些可以修復 DNA 的機制，但這些機制隨著年齡的增長也會變得低效或不足。

　　除了細胞層面的變化，老化還會影響我們的營養狀況。隨著年齡的增長，我們對一些重要的維生素和礦物質的吸收能力會下降，這可能會導致缺乏症或不良反應。例如，老年人可能會缺乏維生素 B12、鐵、鈣、鎂等，這些物質對於血液、骨骼、神經和肌肉等系統的健康至關重要。

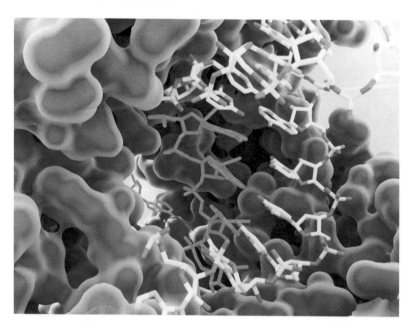

最後，老化還會減少我們體內的酵素的濃度。酵素是一種可以促進化學反應的蛋白質，在新陳代謝和消化中扮演著關鍵作用。然而，由於飲食中缺乏足夠的酵素或酵素增強劑不足，酵素儲備會隨著時間而耗竭，導致能量下降，難以有效地利用食物中的營養素。

因此，老化是一個涉及多方面的過程，它會影響我們的身體和心理狀態。然而，這並不意味著我們無法採取一些措施來減緩或預防老化的負面影響。通過改善我們的飲食、補充一些有益的營養補充劑、保持適當的運動和休息、以及保持積極和開放的心態，還是可以提高我們的生活質量和壽命。

 延緩老化的另一個關鍵因子——NADH

至於 NADH（NAD⁺ 的還原型）則屬於人類新陳代謝中最重要且能量最豐富的電子載體之一。隨著營養物質的氧化，NADH 參與細胞呼吸作用，將葡萄糖和氧轉化為 ATP，為細胞提供主要的能量來源，同時調節細胞功能。隨著年齡增長，體內的 ATP 濃度也會下降，造成 ATP 濃度下降的一個關鍵因素，就是

NADH 的濃度減少。這是一個嚴重的問題，因為 NADH 在人體的許多生理功能中都發揮著重要作用。

根據臨床研究顯示，NADH 的基本作用包括：

1. **NADH 是人體細胞能量產生的關鍵因素**：NADH 參與了細胞呼吸作用的過程，將葡萄糖和氧轉化為 ATP，這是細胞的主要能量來源。

2. **NADH 是細胞更新和修復的必需品**：NADH 通過提供電子和氫離子，幫助修復受損的細胞和 DNA，這對預防和延緩衰老與退化性疾病至關重要。

3. **NADH 是強大的抗氧化劑和免疫增強劑**：NADH 可以中和自由基，這些自由基會導致細胞氧化壓力和損傷。NADH 也可以刺激免疫系統的活性，增加白血球和抗體的數量和功能。

4. **NADH 是神經傳導物質和荷爾蒙的促進因子**：NADH 通過提供電子和氫離子，促進多巴胺、血清素、腎上腺素等神經傳導物質和荷爾蒙的合成，而這些物質影響了認知、情感、睡眠和應對壓力等方面。

因此，保持適當的 NADH 濃度對維持人體健康和活力是非常重要的。服用 NADH 補充劑可以有效提高 NADH 濃度，從而改善許多身體功能。

醫點就通

　　在本章節中，我們探討了全球對於老年的定義和觀念，也探究了 NAD、NAD⁺、NADH 濃度的降低，對於老化是一個非常關鍵的因素，因為 NADH 是一種參與細胞呼吸作用的重要輔酵素，它可以幫助細胞產生能量，維持正常的代謝功能。隨著年齡的增長，NADH 的濃度會逐漸減少，導致細胞能量產生減少，細胞加速老化，以及相關疾病風險的增加。因此，補充 NADH 有助於延緩老化的過程，保持細胞活力和健康。

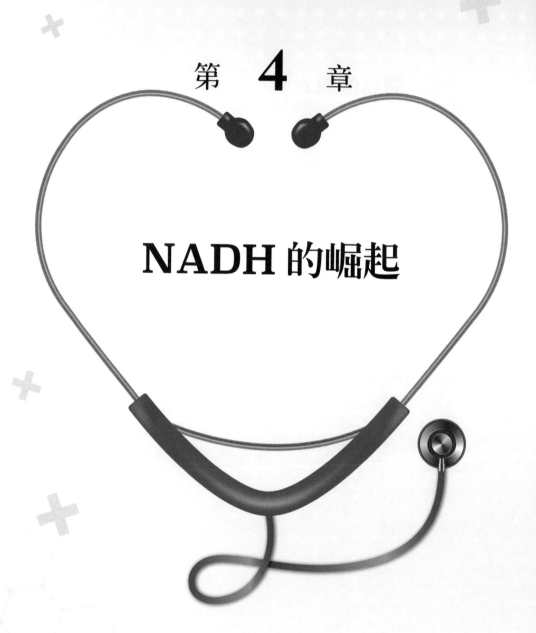

第 **4** 章

NADH 的崛起

在健康科學的舞台上，一個引人注目的角色正逐漸嶄露頭角，那就是 NADH。這個微小而神秘的分子，正以它獨特的能量傳遞和生物調節特性，引領著健康和長壽的浪潮。本章將深入挖掘 NADH 的奇異之處，從中探索其如何在健康科學的大舞台上躍升為一位重要的主角。

NADH 的崛起並非偶然，它的故事涉及到細胞、能量代謝和身體的自我修復機制。在這一章節，我們將逐一揭開 NADH 的面紗，深入瞭解它是如何在生物學的舞台上脫穎而出，這不僅僅是一個分子的故事，更是一場關於生命力、活力和健康的探索之旅。

隨著我們深入研究 NADH 的神秘特性，我們將發現它如何在身體的各個層面發揮作用，包括對細胞的保護、對免疫系統的調節，以及在促進整體健康和長壽方面的潛在應用。這不僅是一個科學的啟示，更是一個改變我們對身體運作方式理解的契機。

請隨著我們一同踏上這場引人入勝的探索之旅，探尋 NADH 崛起背後所蘊含的生命奧秘，以及它對我們健康的意義。

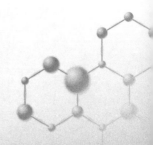

NADH 的發現歷史

　　NADH 是一種重要的輔酵素，參與了細胞中許多代謝反應，尤其是與能量產生有關的反應。NADH 是 NAD^+ 的還原形式，可以將電子傳遞給呼吸鏈，從而合成 ATP。NADH 的光譜特性也可以用來測量代謝活性。

　　NADH 於 1905 年在酵母菌中被發現，最初被命名為 cozymase，顯示它是酵素的必須因子。而 NAD 最早是在 1906 年由英國生物化學家亞瑟‧哈登（Arthur Harden）和威廉‧約翰‧楊（William John Yong）發現的，他們發現在酵母提取物中添加一種熱穩定因子可以加速酒精發酵，並將這種因子稱為輔酵素。經過多年的純化和分析，這種因子被證明是一種含有腺嘌呤和菸鹼醯胺的核苷酸磷酸鹽。1936 年，德國科學家奧托‧海因里希‧沃堡（Otto Heinrich Warburg）確定了 NAD^+ 在氫化物轉移中的作用，並指出菸鹼醯胺部分是氧化還原反應的關鍵部位。

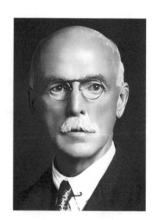

NAD 的發現者
亞瑟‧哈登

到了 1950 年代，當時美國生物化學家阿爾伯特·斯托爾茨和亞瑟·考恩進行了相關研究。他們利用紫外光譜法測量了不同生物系統中 NAD^+ 和 NADH 的含量，發現 NADH 在波長 340nm 處有一個明顯的吸收峰，而 NAD^+ 則無此特徵。同時，他們也觀察到 NAD^+ 和 NADH 之間的平衡與細胞的氧化還原狀態密切相關。這項研究為後來對 NADH 在生命過程中功能的深入探討，提供了堅實的基礎。

在上個世紀中葉，NADH 被成功地應用於調節多種神經系統疾病，例如帕金森氏症，阿茲海默症以及遲發性癡呆的輸液療法，但因其化學不穩定性，需要現場新鮮製備，加上 NADH 的高度敏感和不穩定的分子特性，因此無法被廣泛使用。在這個時代背景下的口服 NADH 是不可行的方法，主要是因為 NADH 一旦攝入後會立即與胃酸接觸而被破壞。NADH 的穩定性是確保其有效性的前提，因此直到幾年前，只有透過輸液才能使用 NADH。

近年來，一種新型的 NADH 製劑被開發出來，它利用了植物中最豐富和最強大的抗氧化劑——葉綠素作為天然的穩定劑和載體。這種製劑將 NADH 和葉綠素以一定比例混合，在低溫和低光條件下進行乾燥處理，形成一種固態粉末。這種粉末可以溶解在水中或其他液體中，具有很高的 NADH 含量和生物利用度。

這種 NADH 的優勢，在於它不僅能夠有效地保護 NADH 免

受氧化和分解,還能夠促進 NADH 的吸收和利用。因此這種 NADH 突破了以前無法通過口服被吸收的困境,讓 NADH 的能量代謝作用得到極大的突破,可以有效增強人體的健康和活力。

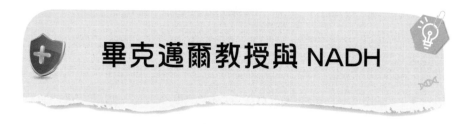

畢克邁爾教授與 NADH

世界知名畢克邁爾教授(Prof. Georg Birkmayer)是 NADH 在細胞發育和身體機能中的首位關鍵性發現者,他擔任維也納畢克邁爾帕金森氏症治療研究所的醫學主任,同時也是 Birkmayer Pharmaceuticals 和 Birkmayer Laboratories 的創辦人兼董事長。他在帕金森氏症、阿茲海默症和憂鬱症相關領域發表了超過 150 篇研究論文和 100 篇科學文章。畢克邁爾教授亦擔任奧地利格拉茨大學

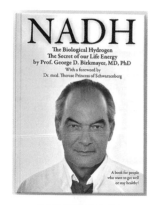

畢克邁爾教授
及其著作

(University of Graz in Austria)的教授,領導醫學化學系的神經化學部門,並擔任中國北京大學和廣州大學的客座教授,同時也是紐約國際腫瘤標記腫瘤學會的秘書長。他還擔任《腫瘤標記腫

瘤學期刊》的歐洲編輯，以及《實驗和臨床癌症研究期刊》和其他科學期刊的編委會成員。畢克邁爾教授是多個國際科學學會的成員，包括新科學院和美國癌症研究協會，同時也是美國營養學院的院士。

　　畢克邁爾教授的貢獻始於戰後的維也納腦損傷醫院。當時，他擔任主治醫師，治療了超過 3000 名腦損傷患者，這段經驗激發了他對大腦內神經生物學反應機制的興趣。他的研究成果包括對帕金森氏症患者使用左旋多巴的重大貢獻，成為神經病學歷史上的一個重要里程碑。隨後，他的兒子 Georg 繼承了他的事業，致力推動神經復健療法的發展，特別是 NADH 的臨床應用。他成功地推廣了 NADH 的應用，為神經學領域帶來了新的突破。

畢克邁爾教授的提醒

　　畢克邁爾教授出版了多本關於 NADH 的專書，包含《輔酵素 NADH 充滿活力的輔酵素：一種重要但鮮為人知的輔酵素如何增強大腦和身體功能中的細胞能量》、《NADH：生物氫，我們生命能量的秘密》等。在這些書中，教授非常清楚地介紹了

NADH 的最新數據，包括其重要性和臨床益處。他特別強調，在選擇 NADH 時必須要更加謹慎，因為只有穩定、可口服吸收的 NADH 才能真正對人體產生有效且可吸收的影響。

NADH 在臨床應用上的潛力

1.抗衰老

羅納德 · 克拉茨博士（Dr. Ronald klatz）和羅伯特 · 戈德曼博士（Dr. Robert Goldman）合著了一本名為《抗衰老治療》的專書，書中強調 NADH 可以刺激並增強人體免疫系統，還能修復受損的細胞組織，最重要的是它可以修復細胞的 DNA。NADH 可以提升大腦內重要的神經傳遞物質，例如多巴胺的生成。簡單來說，想要對抗老年症狀的人，每天應該攝取 NADH 營養，因為細胞內的 NADH 越多，就能產生更多的 ATP。建議每天攝取 5 毫克至 10 毫克的 NADH，有助於積極抗衰老、增強能量，並促進細胞 DNA 的修復，活化大腦化學反應。

2.抗疲勞

畢克邁爾教授的研究團隊於 2001 年在《補充劑業界期刊》中發表論文指出，細胞中的 NADH 越多，就越能產生更多的 ATP 細胞能量。所以，如果想要擁有更多的身體或精神能量，建議在飲食中添加 NADH 補充劑。作者建議每天可以服用 5 毫克至 10 毫克的 NADH，以體驗其正面的能量增強效果。

3. 提高運動表現

畢克邁爾教授的研究團隊曾經發表過學術文章報導，NADH 已經過國際奧委會（IOC）測試並批准可供運動員使用。NADH 在肌肉中產生 ATP 能量，成為提高肌肉耐力、持久力和表現的天然途徑。建議運動員每天攝取 5 毫克到 20 毫克的 NADH，以提高他們的運動耐力。

4. 變聰明

紐約威爾康奈爾醫療中心的研究人員於 2001 年發表論文報導，經由臨床試驗發現，每天服用 20 毫克 NADH，大腦中用於思考、注意力、思維清晰度、記憶力、集中力、認知、注意力、協調、組織和決策等方面的腦電活動顯著增加高達 25 %。

5. 睡眠不足

紐約威爾康奈爾醫療中心的研究人員於 2001 年發表論文報導，讓受試者在睡眠不足的情況下進行一系列測試，發現有服用 20 毫克 NADH 的組別在測試中的情緒表達和作業表現上，都明

顯比安慰劑組還要更好。

6.調整時差

華盛頓神經心理學研究所的研究人員於 2001 在《航空航太與環境醫學》期刊中報導，NADH 成功改善受試者在長途飛行後的時差反應，臨床研究建議每次服用 20 毫克 NADH，以達到對抗時差反應症狀，而且服用 NADH 後一小時內即可明顯感受到正面效果。

NADH 可以改善哪些疾病

NADH 在悠久的科學研究歷史中，被發現具有許多潛在臨床效益，這些效益包括：

1.憂鬱症

畢克邁爾教授的研究團隊於 1991 年在《臨床神經藥理學新趨勢》期刊中報導，研究結果顯示，經過人體臨床試驗的憂鬱症患者中，有 93％在攝取 NADH 後呈現正面進展，改善幅度高達 44％。

2.慢性疲勞症候群

畢克邁爾教授的研究團隊於 1999 年在《過敏、氣喘與免疫學年鑑》期刊中發表論文報導，當慢性疲勞症候群的患者每天攝取 10 毫克 NADH 時，有 72％的患者表示他們經歷到了積極的改善，並且主動向醫生報告這種改變。這項臨床研究是在喬治城大學醫學中心最優秀的研究醫院監督下進行，《紐約每日新聞》、哥倫比亞廣播公司、美國廣播公司、全國廣播公司也紛紛報導這項研究的結果。

3. 帕金森氏症

畢克邁爾教授的研究團隊於 1993 年在《斯堪的納維亞神經學報》期刊中發表論文報導，當時有 78％的帕金森氏症患者在服用 NADH 補充劑後，出現了積極的改善效果。自八○年代中期以來，NADH 已在歐洲成功地幫助了超過 3000 位帕金森氏症患者，這項研究顯示，NADH 可能成為帕金森氏症調養過程中的有效輔助手段。

4. 阿茲海默症

克羅埃西亞的塞斯特雷米洛斯德尼采大學醫院的研究團隊於 2002 年在《營養保健品機制與行動國際會議》發表研討會論文報導，他們發現在連續攝取 10 毫克 NADH 6 個月後，所有服用 NADH 的阿茲海默症患者都沒有呈現任何認知能力下降的現象。

5. 癌症

　　克羅埃西亞魯德博斯科維奇研究所的研究團隊於 1999 年在《抗癌研究》期刊中發表論文報導，當存在 NADH 時，能夠抑制（或減緩）癌細胞的生長達到 92％。換句話說，如果沒有 NADH，癌細胞的生長速度為 100％；而有了 NADH 後，癌細胞的生長速度僅為 8％。根據進行臨床研究的醫生建議，癌症患者每天應攝取 40 毫克至 80 毫克的 NADH，以阻止癌細胞進一步發展。

6. 注意力不足過動症

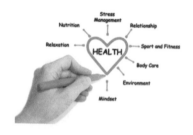

　　波士頓大學醫學中心的研究團隊於 2001 年在《美國實驗生物學會聯合會》期刊中發表論文報導，每天給予注意力不足過動症（ADHD）的患者服用 20 毫克 NADH，可使大腦特定區域的 NADH 濃度顯著提高達 25％。根據醫學建議，過動症患者每天攝取 20 毫克的 NADH，有助於促進大腦的認知功能，進而達到積極的改善效果，同時減輕一些過動症狀。

 醫點就通

　　在本章節中，我們探討了 NADH 這微小卻引人矚目的

分子在健康科學領域中的崛起，引領讀者穿越 NADH 的發現歷程，揭示它從最初被關注，逐漸成為健康科學主角的過程。

首先，我們回顧早期科學家們的研究，他們的工作標誌著 NADH 首次被確認為生物體內的一個重要分子，加深了我們對 NADH 的理解，將其視為細胞能量轉換的核心。進入現代，畢克邁爾教授等科學家們運用先進技術和方法，進一步挖掘 NADH 的奧秘。我們發現 NADH 不僅在能量代謝中發揮著關鍵作用，還參與了 DNA 修復、免疫調節、抗氧化等多方面的生物學過程。這些發現不僅擴展了我們對 NADH 的認識，也揭示了它在維持身體健康和延緩老化過程中的重要作用。

通過這一章節的介紹，我們瞭解 NADH 是如何由一個相對陌生的分子，逐漸崛起成為健康科學中的一顆明星。其在臨床應用上的潛力、對細胞保護的作用，以及在神經系統中的影響等方面的發現，讓我們更深入地認識 NADH 的獨特之處。接下來的章節中，我們將繼續深入挖掘 NADH 的多重層面，揭示其對健康的更多綜合影響。在這趟引人入勝的科學之旅中，NADH 的光芒將持續閃耀，為健康科學領域帶來嶄新的可能性，為我們開啟全新的健康之門。

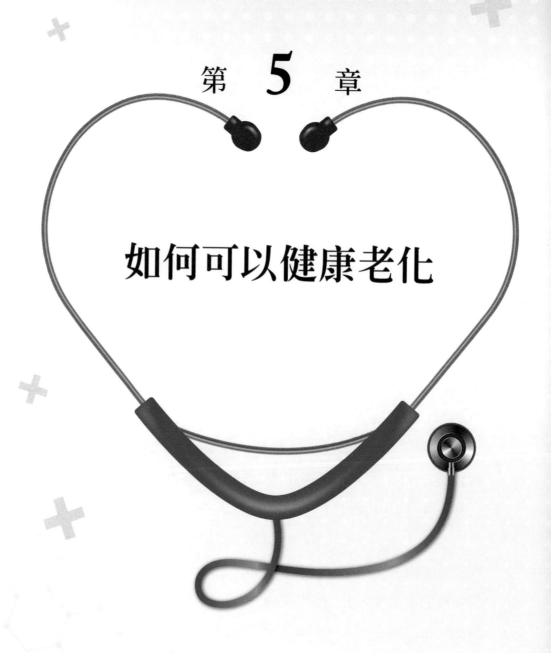

第 **5** 章

如何可以健康老化

　　隨著時光的流轉，每個人都希望擁有一種獨特的力量，讓我們在歲月的積累下保持健康、活力，並以一種積極、充實的方式迎接生命的每一個階段。這一章，我們將進入一場探索之旅，探討如何實現健康老化的目標。

　　老化是自然界一種不可逆的過程，然而，可以透過科學的眼光和健康的生活方式，為自己的老年生活塑造更多的可能性。在這場旅程中，我們將深入瞭解身體內部的奧秘，以及融合先進醫學科技和傳統健康智慧，探討健康老化的關鍵因素。

　　從飲食習慣到生活方式，再到身體內分子層面的微小奧秘，都將一一剖析，助您建立一個全方位的健康老化計劃。這不僅是一場追求長壽，更是一場關乎如何在每個人生階段都能擁抱活力、維持身心健康的探索之旅。

　　我們將提供實用的建議、深入的科學知識，幫助您建立一個全新的生活方式，讓老年時光充滿品味和意義，更好地瞭解自己、認識身體內部機制，以及發掘生活每個階段的生命價值。讓我們一同啟航，探索如何在歲月的長河中實現健康老化的理想，迎接一個充實、豐盛的未來。

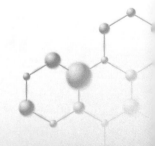

飲食與長壽

　　「永生」一直以來都是人類追求的終極夢想，這個話題自秦始皇時代就延續至今，是帝王富豪歷久不衰的渴望。人們渴望超越時間的束縛，追求永恆存在的可能性，這樣的夢想貫穿了歷史長河，成為了人類心中難以磨滅的渴求之一。在現代社會，飲食作為影響我們生命質量和長壽的重要因素之一，這個主題引起了廣泛的關注。接下來，我們將深入討論飲食對長壽的影響，揭開飲食和健康長壽之間緊密的連結。

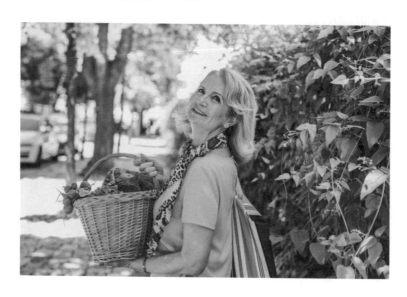

營養密度的重要性

在探討飲食與健康老化的議題時，不得不提及的一個重要觀念就是「營養密度」。營養密度指的是食物中所含的營養物質相對於總熱量的多寡，或者說在相同熱量範圍內所含有營養成分的豐富度。這個概念不僅關係到我們對飲食的看法，更深遠地影響著整體健康和老化的過程。

1. 營養物質的密度關係

營養密度的概念不僅關乎食物所提供的總熱量，更注重食物中各種營養成分的豐富程度。營養密度的概念尤其強調食物所提供的營養成分，對於維持身體正常運作至關重要。例如，蔬菜、水果、全穀類和健康的蛋白質來源（如豆類、堅果和種子）通常具有較高的營養密度。這意味著，即使攝取相對較低的熱量時，我們也能攝取更多豐富的維生素、礦物質、纖維和抗氧化劑，這對於身體各個系統的

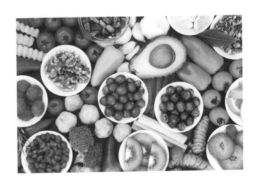

運作極其重要。此外，以營養密度為基礎的飲食，除了能夠提供足夠的營養外，還有助於減少攝取不必要的能量，保持身體健康並控制體重，使之保持在適當的範圍內。

2. 控制熱量攝入，提高營養水平

在追求健康老化的過程中，保持體重適中和控制熱量攝入是非常重要的。透過挑選營養密度高的食物，我們不僅能夠保持正常體重，更能為身體提供各種所需的營養素。這有助於預防營養不良，提升免疫力，同時減少罹患慢性疾病的風險。所以，高營養密度的食物在相對較低的熱量內提供更豐富的營養素，進而有助於控制熱量的攝取，降低超重和肥胖的風險。同時，這種飲食方式確保身體在維持正常體重的同時，還能獲得足夠的營養支持。

3. 對抗老化的關鍵

隨著年齡的增長，身體對於某些營養素的需求可能增加。這時候就需要更加注重飲食的營養密度，確保年長者能夠獲得足夠的維生素 B12、鈣、維生素 D 等營養物質，以促進骨骼、神經系統等身體系統的健康。隨著年齡的增長，身體對於某些營養素的需求可能逐漸增加，而這些營養素對於保護骨骼、增強免疫系統和促進神經系統的健康至為關鍵。透過注重飲食的營養密度，可以確保老年時期身體仍然可以得到充分的支持，延緩老化的過程。

4. 預防慢性疾病

營養密度高的飲食與慢性疾病的發生率有著密切關聯，如果我們攝取大量的蔬菜和水果，就能降低飽和脂肪和反式脂肪的攝入，達到預防心血管疾病、第二型糖尿病以及某些癌症的風險，這些疾病可說是加速身體老化的主要元兇。此外，這樣的飲食模式還有助於控制高血壓和高膽固醇，進一步減少慢性疾病對身體的損害。

綜上所述，理解和實踐營養密度的概念是實現健康老化的一個基本步驟。透過選擇營養豐富的食物，不僅可以提供足夠的能量，更能確保身體得到全方位、均衡的營養支持，從而在老年時能夠保持身心健康，充滿活力的度過每一天。

長壽飲食模式

在追求健康老化的過程中，飲食扮演了極為重要的角色。長壽飲食模式不僅關係到身體的健康，同時也牽動著心靈與社交層面。接下來，我們將深入探討一系列有助於延年益壽的長壽飲食模式。

1. 地中海飲食：愛琴海的長壽之道

地中海飲食以其高營養密度和豐富的抗氧化物質而聞名，食材包含大量的橄欖油、新鮮水果、蔬菜、全穀類食物以及豐富的海鮮所組成，這種飲食模式與促進心血管

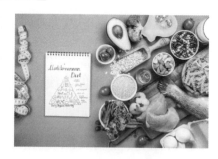

健康、抗發炎功效，以及維持健康體重之間有著密切的關聯。

  逆齡保健室

特色食材

＊橄欖油：富含單元不飽和脂肪酸，有助於心血管健康。

＊蔬菜和水果：提供豐富的維生素、礦物質和纖維。

＊全穀類：作為主食，提供持久能量和營養。

＊海鮮：富含 Omega-3 脂肪酸，對心臟和大腦有益。

飲食原則

＊多樣性：各種食材組合，確保營養均衡。

＊節制：注重適量飲食，避免過度攝取。

2. 亞洲飲食：東方的長命之道

亞洲飲食注重攝取蔬菜、豆腐、海藻、米飯和茶等食物，這

些食材具有低飽和脂肪、高纖維的特性，有助於降低罹患心臟病和某些癌症的風險。除此之外，一些長壽地區的飲食習慣，如日本的「長壽食」，被視為對延年益壽有積極的影響。

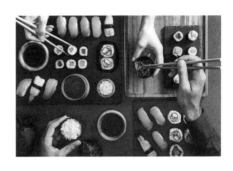

逆齡保健室

特色食材

* 豆腐：提供植物性優質蛋白質。
* 蔬菜和海藻：富含營養且低卡路里。
* 米飯：提供主要能源來源。
* 茶：富含抗氧化物質，有助於細胞保健。

飲食原則

* 蔬食主義：以植物性食物為主，有益於心臟和消化系統。
* 平衡：各種食材平衡攝取，確保全面營養。

3. 植物基飲食：素食者的長壽秘訣

植物基飲食是一種飲食模式，其主要特點是基於植物來源的食物，強調攝取蔬菜、水果、全穀類、豆類、堅果和種子等植物

性食物，同時排除或極度減少攝取紅肉、禽肉、魚類、乳製品和蛋類。研究顯示，植物基飲食，特別是素食和全食植物飲食，與心臟健康、體重管理和慢性疾病的預防相關，而素食者也因攝取更多的抗氧化物質，具有更低的發炎水平。

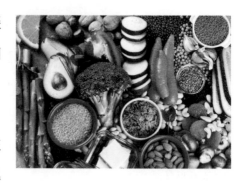

逆齡保健室

特色食材

* ＊蔬菜：提供豐富的維生素和礦物質。
* ＊水果：富含天然糖分和抗氧化劑。
* ＊堅果和種子：提供健康脂肪和蛋白質。

飲食原則

* ＊全食植物飲食：食用未經加工的植物食物。
* ＊補充：確保攝取足夠的維生素 B12 和鈣。

4. 養生茶文化：一杯健康的長壽飲品

養生茶，如綠茶、白茶，自古以來一直被視為促進健康和長壽的重要飲品。這些茶類充滿了抗氧化物質，有助於促進細胞修

復、減少心臟疾病的風險，同時
提升免疫系統的功能。因此，喝
這些養生茶不僅可以愉悅口腹，
更有助於維持身體的健康。

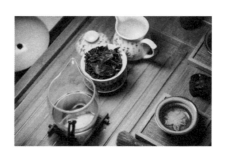

逆齡保健室

特色食材
＊綠茶：富含抗氧化物質，有助於心臟健康。
＊白茶：低度氧化，保留更多營養成分。

飲食原則
＊替代：選擇茶飲替代高糖飲料。
＊多樣性：嚐試各種茶品，享受茶文化的多樣性。

5. 時間受限飲食：節制飲食延年有道

　　時間受限飲食（Time-Restricted Eating，TRE）是近年相當流
行的飲食觀念，以有規律的攝食與禁食週期，將每天的正餐、零
食、含糖飲料嚴格限制在 8 ～ 10 小時內，比如 168 間歇性斷食
法就是指每天斷食 16 小時，並在 8 小時內進食。1410 斷食法則
是指每天斷食 14 小時，並在 10 小時內進食。研究顯示，TRE 有

助於體重管理、代謝健康和抗衰老，還能帶來額外的生理改善，例如：減少胰島素的分泌、提高胰島素的敏感性、激活胰臟 β 細胞的功能、降低血壓、降低氧化壓力以及降低夜間食慾，這種飲食方式可能是一種有助於促進長壽的方法。

逆齡保健室

飲食原則

* 時間窗口：在特定時間範圍內進食（如 12 小時內）。
* 低醣飲食：選擇低 GI 醣類食物，將碳水化合物的攝取降低到每天熱量比例的 20%，約 400 克醣類。
* 均衡營養：在有限的時間內確保攝取 6 大類食物（水果、蔬菜、全穀雜糧類、豆魚蛋肉類、乳品類、油脂與堅果種子類）的均衡營養，熱量也需要控管。同時應攝取大量青菜、蛋白質、水。進食順序謹守「蛋白質→蔬菜→澱粉→水果」。

　　這些飲食模式不僅提供了豐富的營養，還反映了不同地區的文化和生活方式，是實現健康長壽的多元選擇。在選擇適合自己的飲食模式時，建議考慮個人的健康狀況、口味偏好和生活節奏。無論是地中海、亞洲、植物基還是時間受限飲食，這些長壽飲食模式都強調多樣、均衡和自然的飲食，注重食材的品質和

新鮮度，並鼓勵吃原型食物，以此提供了有益的飲食原則，幫助我們實現健康、長壽和充實的老年生活。因此，我們可以參考這些飲食智慧，將其融入日常飲食習慣，以期能追求更好的生活品質。

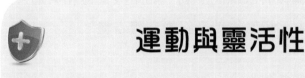

運動與靈活性

運動不僅是身體健康的關鍵，更是保持靈活性的重要元素。尤其是在老化的過程中，保持運動習慣對提升身體靈活性有著多方面的積極影響，這將大大改善整體生活品質。

首先，運動可以改善肌肉的協調性，透過參與不同形式的運動，例如重訓和有氧運動，讓身體各個部位的肌肉協同工作。這不僅提高了身體在日常活動中的協調性，還降低受傷的風險。此外，定期運動有助於擴展關節的活動範圍，提升身體靈活度，特別是透過柔軟度訓練，如瑜伽和伸展運動，能夠促進關節周圍結構的伸展，進而改善活動度。

此外，保持平衡對於靈活性也是重要的一環。透過平衡訓練，如單腳站立和平板支撐，可以增強核心穩定性，提高身體的

平衡感。在日常生活中，尤其是在老年時期至關重要。柔軟度則是身體組織對於拉伸的適應能力，與靈活性密切相關。有氧運動和柔軟度訓練能夠使肌肉更富彈性，減緩肌肉老化的過程，同時提高身體的靈活性。

更重要的是，運動有助於改善身體姿勢，這對靈活性至關重要。特別是那些強調核心訓練的活動，如平板支撐和舞蹈，可以強化背部和腹部肌肉，協助維持良好的身體姿勢。

有氧運動對心肺健康的影響

有氧運動，包括慢跑、游泳和騎自行車等，被廣泛認為是維護心肺健康的有效途徑。這些運動不僅可以增加心跳和呼吸速度，對心臟、肺部和血管系統產生積極的長遠影響。

1. 心臟健康的提升

有氧運動是強化心臟的最佳方式。透過定期進行有氧運動，心臟得以更有效地泵血，提高每分鐘的心跳次數，進而降低心臟病發作的風險。有氧運動有助於增強心臟肌肉，使整個心臟系統

更為強健。因此，有氧運動不僅有益於心臟的健康，更有助於維持整體身體的良好狀態。

2. 血管系統的改善

有氧運動對促進血管擴張具有積極效果，有助於增加血液的流動性，同時降低動脈硬化和高血壓的風險。這種血管的擴張有助於提高血液中氧氣的運輸，進而降低心臟的工作負擔。保持血管的良好狀態對於心臟和全身器官的運作至關重要，因此透過有氧運動維護良好的血管健康，可確保整個身體系統的順暢運轉。

3. 呼吸系統的訓練

有氧運動對呼吸系統有著強化的效果，可提高肺部活動和效能，這包括增加肺部容量，改善氣體交換，使得身體更有效地攝取氧氣，同時排除二氧化碳。這不僅提高了運動時的耐力，還有助於提升日常生活中的呼吸利用率。

4. 心肺耐力的增加

有氧運動是增進心肺耐力的主要方式。透過長時間的持久運動，身體逐漸適應更大的運動負荷，增加心臟對工作的適應能力，進而提高整體的心肺耐力。這樣一

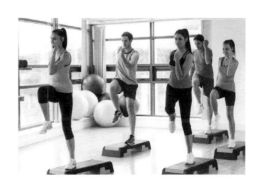

來，身體就更能應對長時間的活動，例如長距離跑步或游泳等。這種訓練有助於強化心臟和肺部的功能，使它們能夠更有效地應對身體在長時間運動中的需求。

5. 體重管理和代謝促進

有氧運動在保持健康體重上扮演著極為關鍵的角色。這種運動有助於消耗多餘的卡路里，促進脂肪的燃燒，有效協助控制體重。同時，有氧運動提高了新陳代謝率，讓身體更有效地消化食物，並更充分地運用能量，進而維持整體健康。

6. 心理健康的促進

有氧運動能夠釋放多巴胺和血清素等神經傳遞物質，這些物質對緩解壓力、焦慮和抑鬱情緒起到積極的作用。這種心理健康的提升，不僅影響了心臟的健康，還有助於整體身心的平衡。透過有氧運動，我們可以促進神經系統的活化，使身心更趨向穩定與和諧。

由此可見，有氧運動的益處不僅侷限於身體的健康，更深遠地影響了心臟、血管、呼吸系統，甚至是心理健康。這種全方位的影響，使得有氧運動成為保持整體健康不可或缺的一部分。透過規律的有氧運動，人們能夠享受到更健康、更穩定的心肺系統，從而提高生活質量。

力量訓練與骨骼健康

　　力量訓練，又稱阻力訓練，是一種鍛鍊體能的運動方式，不僅有助於增強肌肉，還對骨骼系統產生積極的影響。力量訓練主要是無氧運動，當你正確執行時，力量訓練能夠為你帶來顯著的功能性益處，同時改善整體健康。因此，這種運動形式不僅受到運動員的青睞，也是廣大人群維持整體健康不可或缺的一部分。

1.骨質密度的增加

　　力量訓練是增加骨質密度的有效手段。透過承受重力和阻力的過程，我們的骨骼受到刺激，促使身體在骨骼中儲存更多礦物質，特別是鈣和磷，進而增加骨質密度，這對於預防骨質疏鬆症和骨折具有重要意義。

2.骨骼結構的改善

　　力量訓練有助於塑造身體的骨骼結構，使骨骼更加堅強和穩固。良好的骨骼結構不僅支撐著身體，同時影響著你的姿勢和穩定性，這不僅可以提高身體的強度，還能降低受傷的風險。

3.關節的穩定性

力量訓練不僅強化了身體周圍的肌肉，更能提高對關節的支持效果，這對預防關節損傷和緩解關節疼痛非常重要。透過定期進行力量訓練，人們能夠有效地保持關節的靈活性和穩定性，為身體的健康打下堅實基礎。

4.姿勢的改善

強健的肌肉群有助於保持良好的姿勢，不僅可以減少因不良姿勢所引起的骨骼和關節問題，還能改善身體的整體外觀。良好的姿勢能有效減少背部和頸部的壓力，降低罹患相關疾病的風險。

5.代謝的提升

力量訓練促進了肌肉的發展，擁有強壯肌肉的人，就算在靜止休息狀態下，身體也能消耗更多的能量。因此，擁有強健肌肉的人就更容易維持健康體重和更高的新陳代謝率，這對於降低體內脂肪、保持身體健康至關重要。增加力量訓練可以為您的整體健康帶來積極影響。

健康小叮嚀

♥ 多項研究指出，女性在進行規律的力量訓練後，骨質密度會增加，這對於女性進入更年期後尤其重要，因為這樣可以有效地預防骨質疏鬆症的風險。

♥ 年長者進行力量訓練，特別是針對大肌肉群的訓練，不僅能改善平衡感、減低跌倒的風險，更能提高生活品質並減少醫療風險。

由以上的說明，我們可以瞭解到，力量訓練不僅可以雕塑肌肉，還對骨骼系統產生積極影響，是一項全方位的健身活動。透過規律且科學的力量訓練，人們可以增強骨骼結構，提高骨質密度，同時改善關節的穩定性和肌肉耐力，這使得力量訓練成為維護整體健康不可或缺的一環。

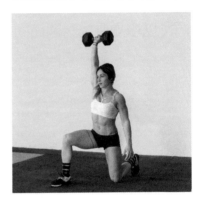

靈活性和平衡訓練

靈活性與平衡訓練，是一項集合了各方面元素的全面性健身活動，其主要目標在於提升身體柔軟性、協調性，以及平衡感。這樣的訓練方式，對於預防受傷、改善日常生活動作，並維持整

體身心健康,皆具有極其重要的作用。因此,將靈活性和平衡訓練納入日常運動計劃中,不僅能有效預防潛在的傷害,更有助於提升生活品質,保持身心的綜合健康。

1. 靈活性的提升

靈活性是肌肉和關節活動範圍的能力。通過靈活性訓練,人們可以增加肌肉和關節的活動幅度,減少因僵硬引起的不適。靈活的身體使得日常活動更加輕鬆自如,同時降低了運動和日常生活中的受傷風險。

2. 協調性的提高

保持平衡和協調是靈活性和平衡訓練的核心要素之一。透過不斷挑戰身體的平衡感,人們能夠加強肌肉協同作用,提高身體的整體協調性,有助於降低跌倒的風險,特別是對於年長者而言更加重要。

3. 預防受傷的重要手段

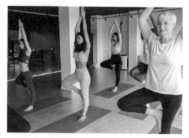

肌肉的靈活性和平衡訓練,能夠有針對性地增強支持和保護關節的效果。這不僅有助於預防一些常見的運動傷害,如扭傷和拉傷,同時也能改善身體姿勢,降低因不正確的姿態而導致的慢性損傷風險。透過這樣的訓練,我們能夠提高身體的柔韌性,使得肌肉更具彈性,進而維護關節的健康。

4. 老年人的重要訓練方式

對於老年人而言，靈活性和平衡訓練更是至關重要。隨著年齡的增長，肌肉和骨骼的流失使得平衡感下降，容易引發跌倒。定期進行這類訓練可以幫助老年人維持穩定的步態，減少跌倒的危險。

5. 身心健康的提升

靈活性和平衡訓練不僅對身體有益，還對心理健康產生積極影響。這類活動不僅能夠提升協調性，還能夠讓人集中注意力，有助於紓解壓力和減輕焦慮感。透過這樣的訓練，我們可以提高整體身心健康水平，使身體更靈活，心理更平衡。

💗➕ 健康小叮嚀

♥ 瑜伽是一種以增強靈活性和平衡為主要目標的訓練方式，透過各種體位法和呼吸控制，瑜伽能夠提高身體的靈活性，同時強化核心肌群，提高平衡感。

♥ 老年人可以透過簡單的平衡訓練來提高身體穩定性，如單腳站立、椅子伸展等。這些訓練有助於練習身體的協調性，提高平衡感，從而降低跌倒的風險。

綜上所述，靈活性和平衡訓練是一項綜合性的活動，對於提

高身體的靈活性、協調性和平衡感至關重要。這不僅是運動員和健身愛好者的首選，也是老年人和需要特殊關注的人群的必要訓練方式。透過這類訓練，人們能夠更好地應對日常生活中的各種動作，同時降低受傷和跌倒的風險，提升整體身心健康水平。

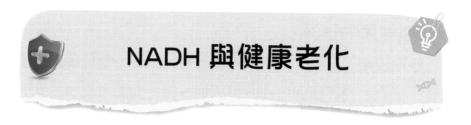

NADH 與健康老化

在這一章節中，我們將探討 NADH 在支持健康老化過程中所扮演的角色。隨著年齡的增長，人體經歷了許多變化，其中包括細胞功能的下降、代謝速度的減緩以及免疫系統的變化。作為細胞能量生產的關鍵參與者，NADH 可能成為延緩老化過程的一個重要助力。

1. NADH 的抗氧化作用

NADH 被視為一種強效的抗氧化物質，有助於抑制細胞內的自由基，進而減緩氧化損傷的發生。這項特性對於緩解老化過程中與氧化損傷相關的問題至關重要，如皮膚老化、關節炎等。作為細胞內的重要輔酶素，NADH 在抗氧化作用中扮演了關鍵角

色。這一功能不僅涉及對細胞內氧化應激的回應，還包括對整體身體健康的支持。

(1)**氧化應激的挑戰**：細胞內的氧化應激是引發老化和多種疾病的重要推動因素之一。當自由基和活性氧（ROS）以及過氧化物等氧化物質過度累積時，就會導致細胞膜、蛋白質和核酸的損傷，最終影響整個生物系統的正常功能。NADH通過多種機制，提供了有效應對這種氧化應激的抗氧化作用，有助於維護細胞內的平衡狀態。

(2) **NADH 的抗氧化機制**：

①自由基中和：NADH 在細胞內可以提供額外的電子，參與抗氧化反應，尤其是在清除自由基的過程。自由基是極具反應性的分子，可以與生物體內的分子發生反應，導致損傷。NADH 的參與將有助於穩定這些自由基，減緩其對細胞的不良影響，維護細胞的穩定性。

②氧化還原平衡：NADH 透過參與氧化還原反應，保持細胞內的氧化還原平衡。這種平衡是確保細胞正常運作的基本要素，同時也扮演對抗氧化應激的重要機制。

③抑制過氧化物生成：NADH 的存在有助於抑制一些過氧化物的生成，例如過氧化氫等。這種抑制作用有助於減少氧化應激的強度，進而減緩細胞的老化過程。

(3) **NADH 在疾病預防中的應用**：由於 NADH 具有抗氧化特

性，一些研究指出它可能在預防與氧化壓力相關的疾病上擁有潛在的價值，包括心臟病、神經退行性疾病以及某些癌症形成的風險。透過增強細胞的抗氧化能力，NADH 可能成為一種自然而有效的健康守護者。

(4) **NADH 補充的注意事項**：儘管 NADH 在抗氧化方面的積極效應已被廣泛研究，但在補充 NADH 時應謹慎考慮其適當性。此外，不同 NADH 營養補充劑之間存在顯著的品質差異，因此應謹慎小心的選用合適產品。

總的來說，NADH 的抗氧化作用為我們提供了一個理解身體防禦機制的視窗，同時也啟發了我們未來在預防氧化壓力相關疾病方面的研究方向。

2. 細胞能量生產的維持

細胞能量生產是維持生命的基本過程，而其核心能量分子即為 ATP（三磷酸腺苷）。以下是確保細胞能量生產的關鍵因素：

(1) **營養素的攝取**：為確保身體充分吸收所需營養，務必補充足夠的維生素 B1（硫胺素）、維生素 B2（核黃素）、維生素 B3（菸酸）以及維生素 B5（泛酸）等，這些維生素是細胞能量生產中不可或缺的重要參與者，確保身體機能正常運作。而 NADH 在生成 ATP 的過程裡面更是不可或缺的，透過參與細胞呼吸作用鏈的反應，NADH 最終能夠生

成 ATP，提供細胞所需的能量。

(2)**粒線體的角色**：粒線體被視為一座精密的能量工廠，參與細胞重要的氧化磷酸化和電子傳遞功能，負責將碳水化合物轉換成 ATP，同時維持細胞內訊息傳遞及其他重要的生理過程。

(3)**ATP-PC 系統**：人體製造 ATP 最快速的方式是透過磷酸原系統，又被稱為 ATP-PC 系統，這個系統依賴於肌肉細胞中的磷酸肌酸分解，以產生必要的能量。這種高效能的能量生成方式有助於迅速應對身體對能量的需求，特別是在高強度瞬間運動時。

(4)**氧化還原平衡**：NADH 的參與對於維持細胞內氧化還原平衡極為重要，它透過參與氧化還原反應，展現出卓越的抗氧化能力，有效地減緩自由基對細胞的損害。同時，NADH 的參與還有助於促進氧化還原反應的均衡，保持細胞內正常的生物化學過程。

這些因素相互作用，確保細胞能夠維持足夠的能量，促使正常的生理功能和生命活動。在細胞呼吸作用鏈中，NADH 的作用有助於維持細胞內的能量生產。隨著年齡增長，細胞能量的產生可能減緩，這可能導致身體各器官功能下降。透過提供額外的能量，NADH 有望支持身體在老化過程中的正常運作，保持器官正常運轉。

3.對基因表達的調節

　　研究顯示，NADH 還可能透過影響基因表達，對一些與老化相關的基因進行調節。這種調節可能涉及到 DNA 修復、細胞凋亡等生物過程，有助於維持細胞的正常功能。以下是 NADH 對基因表達的主要調節機制：

(1)**氧化還原調控基因表達**：NADH ／ NAD$^+$ 系統是細胞中重要的氧化還原系統，這一平衡的變化直接影響到基因的轉錄和表達。當 NADH 增加時，將影響細胞內的氧化還原狀態，進而調控基因活性。

(2)**Histone 脫乙醯化和甲基化**：NADH 透過參與細胞內的生物合成過程，影響到組蛋白的脫乙醯化和甲基化，進而調控基因的轉錄活性。這種改變影響染色質結構，進而影響染色質的可及性。

(3)**激活 Sirtuin 蛋白**：NADH 是 Sirtuin 蛋白的共同底物之一，這類蛋白在調節細胞內的許多生物學過程中發揮著關鍵作用，包括基因表達的調節。Sirtuin 蛋白的活化通常伴隨著 NADH 的消耗，進而影響基因的表達。

(4)**能量感應激酵素 AMPK 的活化**：NADH ／ NAD$^+$ 比例的改變可以影響 AMP 激酵素（AMPK）的活化。AMPK 是一個能量感應激酵素，其活化可以通過調節轉錄因子而影響基因的表達。調節這個比例有助於調控細胞內能量平衡，

進而影響整體代謝和細胞功能。

(5)**細胞死亡與存活基因的調節**：NADH 在調控細胞死亡和存活基因表達方面也發揮著作用，對於細胞的生命循環有非常重要的影響。

總體而言，NADH 的存在和平衡在細胞內的氧化還原過程中，扮演著調節基因表達和維持細胞功能穩定性的重要角色。

4. 對免疫系統的益處

老化過程中，免疫系統的功能也會受到影響，容易發生免疫功能的衰退。NADH 被認為能夠支持免疫細胞的功能，提高身體對抗疾病的能力，從而緩解老化所帶來的免疫挑戰。

NADH 表現出對免疫系統的支持具有多方面的好處，以下是 NADH 對免疫系統的主要影響：

(1)**能量供應**：NADH 在細胞中參與 ATP 能量產生的過程，提供細胞所需的能量。在免疫系統中，活躍的細胞，例如白血球，對能量的需求較高。因此，提供足夠的 NADH 有助於確保這些免疫細胞具備足夠的能量，以執行其功能性活動。

(2)**抗氧化作用**：NADH 是細胞內的一個重要抗氧化劑，有助於抵禦自由基的生成。這有助於減緩氧化應激對免疫細胞造成的損害，維持其正常功能。

(3)**免疫調節**：NADH 被發現其具有調節免疫系統反應的能力，

不僅能夠提升免疫細胞的活性，還能協助調控炎症反應。這種調節作用對免疫系統抵抗感染和疾病具有積極的影響，

(4)**免疫細胞生成**：NADH 參與細胞能量產生的過程，透過參與不同代謝途徑，支持免疫細胞的生成和分化，這有助於確保免疫系統擁有足夠的細胞數量，以應對各種挑戰。

綜合而言，NADH 透過提供能量、抗氧化和免疫調節等多方面的機制，對免疫系統產生積極的支持作用。

5.與長壽基因的關聯

近期研究顯示，NADH 可能與一些和長壽相關的基因有關，這些基因包括 SIRT1 等與細胞壽命調控相關的基因，透過與這些基因的互動，NADH 有望在細胞層面上促進長壽。

這是因為 NADH 是一種重要的載體分子，與細胞內能量代謝和細胞呼吸作用密切相關。其與長壽基因的關聯主要體現在對細胞健康、修復和抗衰老的影響上，進一步推動我們對長壽機制的認識。

(1)**SIRT1 活性增強**：NADH 參與調節 NAD^+ ／ NADH 的比例，進而促進 SIRT1 基因的活化。SIRT1 是一種與長壽相關的基因，也被認為是一種 NAD^+ 依賴性的去乙醯化酵素，屬於 Sirtuin 家族。NADH 透過影響 NAD^+ ／ NADH 比例，直接影響 SIRT1 的活性。當細胞中的 NADH 濃度增加

時，NAD^+／NADH 比例提高，進而啟動 SIRT1 的功能。SIRT1 的啟動與促進細胞耐受性、延緩衰老以及促進長壽密切相關。

(2)**能量產生與細胞保護**：NADH 的存在支持細胞內的能量生成，同時也參與抗氧化反應，減輕自由基對細胞的損害。這對於防止 DNA 損傷和促進細胞的長壽有一定的作用。尤其 NADH 在 ATP（三磷酸腺苷）的生成中扮演著不可或缺的關鍵作用，透過參與細胞呼吸作用鏈的反應，NADH 最終能夠生成 ATP，提供細胞所需的能量。充足的能量供應有助於維持細胞的正常功能，增強其對外部損害的抵抗力，進而影響細胞的長壽性。

(3) **DNA 修復和抗炎作用**：NADH 的作用不僅在於提供額外的能量和資源，還能有效促進細胞的 DNA 修復機制，同時對抗發炎過程，有助於維持細胞的正常功能。此外，NADH 所具備的抗氧化性質，使其成為對抗自由基和氧化損傷的重要分子。透過保護細胞免受氧化應激的影響，NADH 有助於維護 DNA 的穩定性，進而促進 DNA 修復，同時防止細胞老化的發生。

總的來說，NADH 在促進細胞健康和功能方面發揮積極作用，可能透過多種途徑與長壽基因的表現相關聯。NADH 也透過調節細胞內的能量代謝、增強抗氧化防禦和 DNA 修復等多個方

面，與長壽基因的活性密切相關。深入瞭解這些作用機轉之間的相互關係，有助於我們更全面地理解細胞老化的根本原因，並且制定更有效的抗衰老策略。

健康小叮嚀

♥ 一些研究指出，補充 NADH 可能對心臟健康產生積極影響，包括降低心臟病發作的風險、提高心臟功能等，這進一步闡釋了 NADH 在整體健康和老化過程中的重要性。

♥ NADH 被認為對腦功能產生積極影響，可能有助於緩解失智症的腦部退化等相關問題，探索 NADH 在神經保護中的應用，開啟了一個新的研究方向，為未來因應這些問題的方法提供了有希望的可能性。

透過前述討論，我們得知對 NADH 與促進健康老化的深入研究可能為我們帶來新的介入方式，以使老化過程更加健康且緩慢。本章節將總結目前的研究和實證，探討 NADH 在支持健康老化方面的潛在應用，為讀者提供更深入的理解和啟發。

反式白藜蘆醇
(Trans-Resveratrol)

在追求健康老化的旅程中，一些保健品可能提供額外的支持，有助於維持身體機能和促進整體福祉。以下是一些被認為對健康老化有明顯幫助的保健品：

白藜蘆醇屬於非黃酮類的多酚化合物，天然的白藜蘆醇主要存在於葡萄、藍莓、樹莓、桑葚的果皮。研究指出，植物產生白藜蘆醇是為了應對外在傷害，包括外傷、外患、不適和紫外線等，並保持其自身生長所需的物質，可視為植物的守護神。

白藜蘆醇可分為順式與反式異構體，而研究顯示反式異構體的生理活性優於順式異構體。其中，「反式白藜蘆醇」（Trans-resveratrol）具有較高的穩定性，是目前保健領域主流與研究焦點，受到廣泛的關注。

2006 年，美國哈佛大學醫學院在頂級科學期刊《自然》發表論文，指出白藜蘆醇可以改善高熱量飲食小鼠的健康和存活。此外，白藜蘆醇可以延長多種物種的壽命，包含釀酒酵母、線蟲和果蠅。在這些生物體之中，壽命的延長取決於 SIRT2，這是一種去乙醯酵素，這種酵素被視為基於熱量限制的重要調節因子，

對生命週期產生深遠的影響。

反式白藜蘆醇	VS	順式白藜蘆醇
	化學結構	
植物天然萃取	成份來源	化學合成
○	生理活性	×
○	穩定度	×

　　白藜蘆醇被證實能夠將中年小鼠由高熱量飲食轉變為標準飲食，進而改善其生理表現，並明顯提高存活率。其作用機制包括增加胰島素敏感性、提升粒線體數量，同時對運動功能產生正面影響。因此，研究結果顯示，透過使用白藜蘆醇改善哺乳動物的整體健康狀態是可行且可實現的目標。其對健康老化的幫助主要體現在以下方面：

1.抗氧化作用

　　反式白藜蘆醇具有強大的抗氧化特性，能夠中和體內產生的自由基，有效地減緩氧化應激對細胞的損害，進而降低慢性發炎的風險，提升整體健康水平。近期進行的人體臨床試驗持續 60

天，詳細觀察高純度白藜蘆醇對皮膚的影響，以確認其在抗氧化方面的卓越效果。

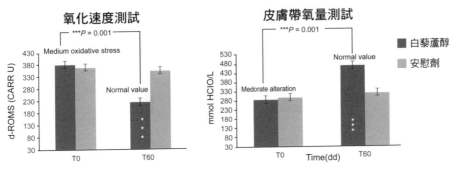

資料來源：Daniela Buonocore, et al. Clin Cosmet Investig Dermatol. 2012;5:159-165.

2.心血管健康

　　反式白藜蘆醇被認為對心血管系統有益，它有助於調節膽固醇濃度，減少動脈硬化和心血管疾病的風險。此外，經人體臨床試驗研究指出，長期持續服用白藜蘆醇可以降低血壓的收縮壓，進一步確認其對心臟健康的積極影響。

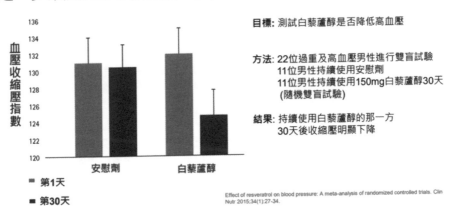

目標：測試白藜蘆醇是否降低高血壓

方法：22位過重及高血壓男性進行雙盲試驗
11位男性持續使用安慰劑
11位男性持續使用150mg白藜蘆醇30天
(隨機雙盲試驗)

結果：持續使用白藜蘆醇的那一方
30天後收縮壓明顯下降

Effect of resveratrol on blood pressure: A meta-analysis of randomized controlled trials. Clin Nutr 2015;34(1):27-34.

此外，另一篇人體臨床試驗的結果顯示，反式白藜蘆醇還可以增高血液流動力，預防血小板異常凝集，改善心血管健康！

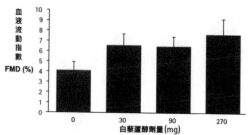

結果：越高的白藜蘆醇劑量，可以增高血液流動力，預防血小板異常凝集，改善心血管健康！

Acute resveratrol supplementation improves flow-mediated dilatation in overweight/obese individuals with mildly elevated blood pressure. Nutr Metab Cardiovasc Dis 2011;21(11):851-856.

3.抗衰老效應

由於其強大的抗氧化和抗炎特性，反式白藜蘆醇被認為有助於減緩細胞老化，這種效果可能顯現在皮膚上，呈現出更年輕外觀和對整體生理功能的保護。科學研究顯示，攝取白藜蘆醇可能促進細胞活性，啟動染色體上的長壽基因，進而延緩老化過程。

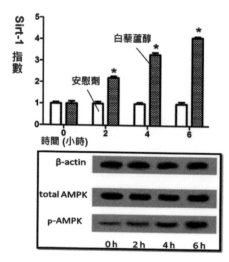

臨床研究：

對人體細胞每2小時提供2.5微克的白藜蘆醇，觀察細胞核的活力反應。

結果：

細胞核中的Sirt1長壽基因經過6小時候，得到了顯著的增加

Resveratrol improves mitochondrial function and protects against metabolic disease by activating SIRT1 and PGC-1alpha. Cell 2006;127(6):1109-1122.

4.神經保護

　　一些研究顯示，反式白藜蘆醇對神經系統具有保護作用，可能有助於預防神經退化性疾病，例如阿茲海默症。更有研究指出，服用白藜蘆醇可以維持大腦健康、增加大腦帶氧量並改善記憶力衰退的問題。

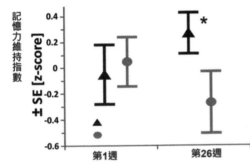

臨床目的: 記憶力及認知功能是否有得到改善

試驗者46人進行雙盲試驗26週

23人持續使用200毫克白藜蘆醇，23人持續使用200毫克安慰劑，測試記憶力及認知功能是否有得到改善。

26週後，研究結果指出，使用白藜蘆醇的團體，記憶力達到明顯進步。

Deary, I. J. et al. Age-associated cognitive decline. Br. Med. Bull. 92, 135–152 (2009).

5.改善血糖問題

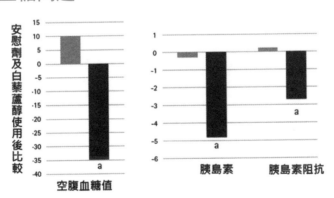

Sun C, Zhang F, Ge X, et al. SIRT1 improves insulin sensitivity under insulin-resistant conditions by repressing PTP1B. Cell Metab 2007;6(4):307-319.

根據臨床研究結果指出，每日攝取反式白藜蘆醇有助於降低血糖濃度，同時延緩飯後血糖上升的速度。這是因為反式白藜蘆醇的使用能夠延長飯後血糖升高的時間，同時提升胰島素對血糖的敏感度，使身體能夠分泌足夠的胰島素，以達到平衡血糖的效果。

綜上所述，有關白藜蘆醇功效的研究近年越來越多，包括具有「三抗」之效，即是抗炎、抗衰老及抗心血管疾病，可見白藜蘆醇是一個非常理想的抗衰老保健品。而自然界植物中的白藜蘆醇多以「反式白藜蘆醇」方式存在，成分較為穩定、生理活性也相對較高，更適合被萃取成為保健產品的成分。強烈建議您選擇標明含有「反式白藜蘆醇」的產品，這種形式的白藜蘆醇是天然存在的，其生物利用率相對於一般白藜蘆醇更高，以確保更優越的吸收效果，並且相較於粉劑或膠囊劑型的白藜蘆醇，液態劑型的白藜蘆醇會是最佳選擇。

輔酵素 Q10
（CoQ10）

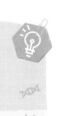

作為一種抗氧化劑，輔酵素 Q10 有助於細胞能量生產，同時對心血管健康和免疫系統功能具有積極影響。經過研究顯示，

輔酵素 Q10 具有以下好處：

1. 維持心血管的健康

　　因為心臟的活動需要大量的能量，而輔酵素 Q10 是製造能量很重要的元素，能夠促進心臟新陳代謝的能力。此外，自由基會引起發炎和血管壁的損傷，導致動脈硬化和心血管疾病，而輔酵素 Q10 能夠對抗自由基的傷害，減少細胞的氧化壓力。所以輔酵素 Q10 能夠保護血管壁，改善血液循環，增強心臟功能。因此，補充輔酵素 Q10 有助於預防和改善心血管健康。

2. 抗氧化力提升

　　輔酵素 Q10 是一種重要的抗氧化劑，它可以有效地清除體內的自由基和過氧化物質，從而保護細胞免受氧化損傷。輔酵素 Q10 的抗氧化力高達維他命 E 的 40 倍，這意味著它可以更有效地提高免疫系統的功能，預防癌症和老化的發生。輔酵素 Q10 還可以幫助細胞產生能量，促進心臟、肝臟和腎臟等重要器官的健康。

3. 改善牙齦疾病

　　輔酵素 Q10 可能對牙周病具有部分效果。一個來自伊朗的研究小組進行了對 11 篇論文的整合分析，結果顯示輔酵素 Q10 凝膠對患有牙周炎的患者有益。這是因為它能有效改善多個與牙周健康相關的指標，包括牙菌斑指數、出血指數、牙齦指數等。

4.恢復皮膚年輕彈力

自由基會直接損壞膠原蛋白和彈性蛋白等蛋白質，同時進一步破壞皮膚的細胞外基質，這可能導致皮膚出現皺紋和鬆弛現象。而輔酵素 Q10 可以提升抗氧化能力，減少皮膚受到自由基的損害。

5.防止帕金森氏症惡化

根據發表在 2002 年 10 月《Archives of Neurology》期刊的雙盲試驗結果指出，輔酵素 Q10 也許能延緩帕金森氏症的惡化程度。這項研究使用帕金森氏症等級評分表，發現每天攝取 1200 毫克的輔酵素 Q10 的組別，其疾病進展的程度明顯比安慰組減緩 44％。

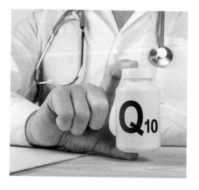

綜上所述，輔酵素 Q10 是一種出色的保健品，有助於維持身體健康，延緩老化過程。然而，根據台灣法規，每日攝取的輔酵素 Q10 不應超過 30 毫克。在挑選保健品時，建議根據個人的健康需求和醫療建議來作出選擇。遵從均衡的飲食和健康的生活方式，搭配適當的保健品，將對實現健康老化的目標產生積極的影響。

醫點就通

在實現健康老化的旅程中,我們要持續追求身心靈的平衡,這不僅是一種生活方式,更是對自己的一種關懷。透過適當的飲食、運動、心靈療癒和社交互動,我們能夠建立一個強大的健康基石,支撐我們邁向長壽的道路。

身體的老化是不可避免的,但我們可以透過良好的生活習慣來減緩這個過程,保持身體的彈性和功能。同時,保持積極樂觀的態度和心理健康也是至關重要的。樂觀的心態不僅有助於減輕生活壓力,還能提升免疫系統功能,進一步促進身體的健康老化。

健康老化是一個綜合的過程,需要照顧身體的每一個層面。我們的生活品質不僅影響著自己的幸福,還連帶影響自身與他人的連結,唯有透過正面的生活態度、健全的飲食和適度的運動,才能夠創造出一個豐富、有意義的長壽生活。

因此,讓我們擁抱健康老化的概念,努力培養良好的生活習慣並珍惜每一刻。這樣,我們不僅能夠享受長壽的禮物,更能在歲月中保持活力、快樂和充實的生活。

願我們共同迎接健康老化,活出豐盛人生。

第 **6** 章

NADH 與腦部疾病

　　腦部疾病一直是全球健康所面臨的重大挑戰，不僅對個體的身體和心理健康構成威脅，也對社會和家庭產生深遠的影響。近年來，科學界針對 NADH 與腦部疾病相關的機制和臨床應用方面進行了深入研究。NADH，作為細胞內重要的載體分子，不僅參與能量生成，還在細胞代謝和基因表達調控中扮演著關鍵的角色。

　　這一章將深入探討 NADH 與多種腦部疾病之間的關聯，包括阿茲海默症、帕金森氏症等。我們將探究 NADH 在這些疾病的發生、發展和調節過程中的作用機制，同時探究其對神經元保護、抗氧化、炎症調節等方面的影響。這不僅有助於深化我們對 NADH 的理解，還有望為腦部疾病的預防和調節提供新的思路和方法。

　　透過本章我們將更全面地瞭解 NADH 在腦部健康中的角色，為未來的研究和臨床實踐提供有價值的參考。讓我們攜手啟程，一同揭開 NADH 神秘面紗，深入探索其對腦部疾病的潛在影響和在臨床上的應用。

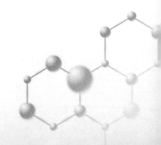

NADH 與阿茲海默症

1.什麼是阿茲海默症

　　阿茲海默症（Alzheimer's Disease，簡稱 AD）是一種神經退化性疾病，通常與年齡相關，而且病情會隨著時間逐漸惡化。它是造成 60%～ 70%失智症的主要病因，最常見的早期症狀是很難記住最近發生的事情。隨著疾病持續惡化，患者表現出記憶力喪失、認知能力下降、容易迷路、情緒波動、失去動力、生活逐漸無法自己、語言障礙以及行為問題。隨著病況越來越差，也會出現從家庭和社會退縮的行為。接著身體功能逐漸喪失，最終導致死亡。病理學上，阿茲海默症患者的大腦中存在異常的蛋白質沉積，包括 β - 澱粉樣蛋白和神經原纖維糾纏體。

2.NADH 對阿茲海默症的作用

　　多項研究顯示，NADH 在阿茲海默症的發展中可能發揮重要作用。NADH 是細胞內能量生產的重要輔酶素，同時也參與調節細胞的氧化還原平衡和抗氧化反應。在阿茲海默症中，神經元受損和死亡導致能量代謝的紊亂，而 NADH 的補充將有助於維持細胞功能。

　　克羅埃西亞的塞斯特雷米洛斯德尼采大學醫院的研究團隊於 2002 年在《營養保健品機制與行動國際會議》發表研討會論文報導，每天服用 10 毫克 NADH 持續 6 個月後，所有阿茲海默症患者均未呈現任何認知功能惡化的跡象，在對阿茲海默症所引發的認知退化無法得到改善的現代，這項研究結果是非常振奮人心的。

3. 相關研究和臨床實踐

　　目前已有多項研究致力於評估 NADH 對阿茲海默症的潛在調節效果，這些研究包括動物實驗和細胞實驗，結果顯示 NADH 具有減緩 β- 澱粉樣蛋白形成的作用，同時能夠降低氧化應激水平，保護神經元免受損傷。

　　畢克邁爾教授的研究團隊於 2002 年在《國際營養藥品機制和行動研討會》發表論文報導，NADH 在人體內的濃度被認為在神經退化性疾病患者中會減少，而臨床試驗顯示服用 NADH 可以改善阿茲海默症、帕金森氏症和慢性疲勞症候群患者的認知功能。在這個臨床試驗中，有 48 名阿茲海默症的患者參與，並且採取最嚴謹的隨機、雙盲、安慰劑對照研究的實驗設計。結果顯示，與安慰劑組相比，NADH 受試者在言語流暢性測試中顯著獲得改善。而且連續六個月每天服用 10 毫克的 NADH 之後，有服用 NADH 的受試者皆在馬蒂斯失智評定量表（Mattis Dementia Rating Scale）測驗中顯示出顯著的改善。

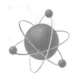

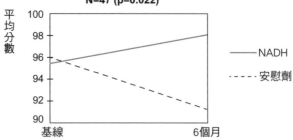

馬蒂斯失智評估量表總分
Mattis Dementia Rating Scale Total Score
N=47 (p=0.022)

馬蒂斯失智症評估量表6個月與基線的變化

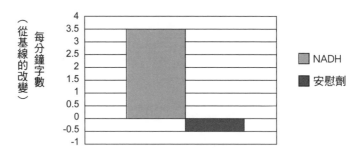

使用NADH 6個月後言語流暢性測試的變化

服用 NADH 的患者在語言流暢性和認知測驗皆有顯著改善

由這些臨床實踐中，已經有一些小規模的試驗探討了 NADH
作為阿茲海默症保健計劃的可行性。儘管研究結果仍屬初步階
段，但一些病例報告顯示，NADH 的應用可能對某些患者的認知
症狀產生積極的影響。

4. 未來展望

儘管 NADH 對阿茲海默症的影響仍需要更多的深入研究，

但隨著這個領域的不斷發展，已經帶來了新的契機和可能性。未來的研究可以更深入地探討 NADH 對阿茲海默症發病機制的影響，並同時進一步確定其在臨床應用中的效果和安全性。

這個領域的進展有望為阿茲海默症患者提供更多的選擇，並有助於我們更全面地理解神經退化性疾病的本質。

NADH 與帕金森氏症

1.什麼是帕金森氏症

帕金森氏症（Parkinson's disease，簡稱 PD）是一種慢性神經系統退化性疾病，主要由產生多巴胺的神經元受損所引起，因而無法自行產生足夠的多巴胺。這一現象使得患者在運動控制方面面臨著相當大的困難，嚴重影響患者的生活品質。隨著疾病進展，早期最明顯的症狀包括顫抖、肢體僵硬、運動功能減退和步態異常，同時，患者可能面臨認知和行為方面的問題。在病情嚴重的個案中，失智症相當普遍，有超過三分之一的患者也會伴隨嚴重的憂鬱症和焦慮症。此外，可能伴隨其他相關症狀，包括知覺異常、睡眠困擾以及情緒問題等。

2. NADH 對帕金森氏症的作用

多項研究表明，NADH 在帕金森氏症的發展中可能發揮重要作用。由於 NADH 是細胞能量產生的關鍵參與者，有助於載體分子間的電子轉移，進而生成 ATP（三磷酸腺苷）。在帕金森氏症中，由於神經元損傷，能量補充變得至關重要，而 NADH 的補充可能提高受損區域的能量水平，有助於緩解症狀。

此外，NADH 表現出強大的抗氧化特性，能夠對抗氧化應激，減緩神經元的氧化損傷。在帕金森氏症中，氧化應激被視為導致神經元損傷的一個重要因素，因此 NADH 的抗氧化特性可能對緩解症狀具有積極影響。

畢克邁爾教授的研究團隊於 1989 年在《臨床與實驗室科學》期刊中發表論文，研究小組制定了一項嚴謹的隨機與雙盲設計的人體臨床試驗，總共有 34 位帕金森氏症患者參與該研究。在試驗中，受試者每日口服 NADH 25 ～ 50 毫克。結果顯示，有 21 位患者的症狀改善了 61.7％，而另外 13 位患者則呈現 38.3％的改善程度。

此外，研究還進行了對尿液中高香草酸濃度（一種多巴胺代謝物）的測試。結果顯示，每一位受試者的尿液中，高香草酸濃度均呈現明顯增加。而在服用 NADH 後，受試者體內左旋多巴（多巴胺的前體）濃度可提升並維持在 2 ～ 9 小時之間。

3. 相關研究和臨床實踐

在一些臨床研究中，研究人員評估了 NADH 對帕金森氏症患者的影響。這些研究涉及使用靜脈注射 NADH 或口服 NADH 補充劑的方式，結果顯示，在一些患者中，NADH 可能與改善運動功能和生活品質相關聯。

畢克邁爾教授的研究團隊於 1993 年在《斯堪的納維亞神經學報》期刊中發表學術論文報導，NADH 已被應用在 885 名帕金森病患者。在這些患者中，約一半透過靜脈輸注 NADH，而另一半則透過口服 NADH 膠囊。在大約 80％的患者中觀察到有益的臨床效果，僅有 21.8％的患者未對 NADH 產生反應。此外，根據服用 NADH 前與症狀改善相關的統計分析顯示，口服 NADH 也可使症狀產生全面改善，其效果與靜脈注射相當。

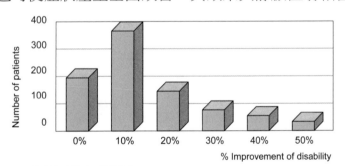

Fig. 1 Improvement of disability by NADH therapy

NADH 對大約 80％的帕金森氏症患者產生有益效果

4. 未來展望

儘管初步研究顯示 NADH 對帕金森氏症可能帶來潛在益處，

但為了確保其確切的效果和安全性，仍需進一步進行大規模的臨床試驗。此外，對於 NADH 在分子機制層面上如何影響帕金森氏症的發展，還需要進行更深入的研究。

總體而言，NADH 作為帕金森氏症有益的輔助方式，提供了一個有前景的研究領域，但為了確保其在臨床上的有效應用，仍需進一步深入的科學探索。

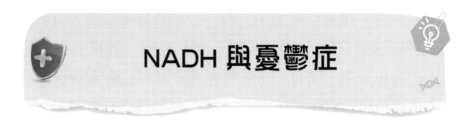

NADH 與憂鬱症

1.什麼是憂鬱症

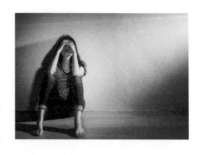

憂鬱症（Depression Disorder）是一種常見的心理健康問題，隨著症狀輕重而有不同的表現，其中重度憂鬱症（Major Depression Disorder，簡稱MDD）是最嚴重的階段。憂鬱症的特徵主要表現為連續兩週，幾乎每天都處於負面的情緒狀態，包括注意力不集中、過度內疚或自我價值感低落、對未來感到絕望、關於死亡或自殺的想法、睡眠中斷、食慾或體重變化，以及感覺非常疲倦或無精打采。憂

鬱症會表現出情緒低落、興趣減退、能量不足等，因此在生活的各個層面造成困難，包括社區、家庭、工作和學校。

　　病理學上，研究顯示罹患憂鬱症的患者有將近40％是家族遺傳。而在生理因素方面，最被研究學者討論的是神經傳導物質，許多憂鬱症治療藥物也是循著這些機制在輔助治療，例如血清素（Serotonin）、正腎上腺素（Norepinephrin）、多巴胺（Dopamine）等，皆在憂鬱症的情緒控制上扮演很重要的角色。

2. NADH 的作用機制

　　NADH 在細胞能量代謝中扮演關鍵角色，參與載體分子的電子轉移，進而促使 ATP（三磷酸腺苷）的生成。某些研究指出，在憂鬱症患者中，細胞能量代謝存在異常，而補充 NADH 可能有助於恢復正常的能量平衡，對改善憂鬱症症狀具有潛在的益處。

　　此外，NADH 表現出強大的抗氧化特性，有效抵抗氧化應激，減緩神經元的氧化損傷。由於憂鬱症與神經元損傷和炎症相關，因此 NADH 的神經保護作用可能對緩解憂鬱症症狀產生積極影響。

　　奧地利醫學化學研究所和 Pregl 實驗室的研究團隊，於1997年在《生物化學與生物物理學報》期刊中發表論文報導，科學家讓實驗鼠服用 NADH，觀察多巴胺濃度的變化，研究結果顯示，當實驗鼠服用了 400 毫克的 NADH 後，小鼠腦中多巴胺的濃度在 24 小時後顯著提升。多巴胺是一種神經傳導物質，主要作用

是將心情及感覺傳遞至大腦。當多巴胺濃度太低時，會產生負面情緒，使大腦運作出現問題，所以維持適當的多巴胺濃度可以使心情愉悅，預防憂鬱症及其他腦部疾病，有助於維持身心健康。

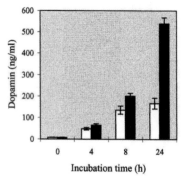

Volume 1361, Issue 1, 10 July 1997, Pages 59-65

實驗鼠服用 NADH 後腦中多巴胺濃度在 24 小時後顯著提升

3.相關研究與臨床實證

　　一些人體臨床試驗的論文已經探討 NADH 在憂鬱症方面的臨床應用。這些研究指出，部分接受 NADH 補充劑的患者報告他們的情緒狀態有所改善。儘管這些結果有待進一步確認，但它們表明 NADH 可能在憂鬱症的輔助保養中具有一定的潛在效益。

　　畢克邁爾教授的研究團隊於 1991 年在《臨床神經藥理學新趨勢》期刊中發表學術論文報導，在這項人體臨床試驗中有 205名憂鬱症患者參與，介入方案為研究人員每天給予受試者服用 5毫克的 NADH，而且持續 5 至 310 天。令人振奮的是，其中有93％的患者表現出顯著的改善。NADH 作為抗憂鬱物質的原理是

在於它可以分別刺激左旋多巴、多巴胺、正腎上腺素和其他兒茶酚胺的內源性生物合成，所以可以對憂鬱情緒和行為產生改善的效果。

4.未來展望

　　儘管一些有前景的研究結果顯示出 NADH 對憂鬱症具有顯著的改善，但 NADH 在憂鬱症調節中的具體機制和效應仍需更深入的研究，進行大規模的臨床試驗和深入的分子機制研究，將有助於更全面地理解 NADH 在憂鬱症中的作用。總的來說，NADH 作為憂鬱症保健計劃的一種輔助手段，顯示了一些潛在的改善效應，但仍需進一步的研究以確定其確切的效果和安全性。

NADH 與注意力不足過動症

1.什麼是注意力不足過動症

　　注意力不足過動症（Attention Deficit Hyperactivity Disorder，簡稱 ADHD）是一種神經發展障礙的精神疾患，其特性是難以專注、過度活躍、做事不考慮後果等表現。除此之外，可能伴隨不合年紀的行為，患有注意力缺失的個體也可能表現出情緒調節困

難或執行功能方面的問題。然而，迄今為止，對於注意力不足過動症的確切成因並沒有定論，最有可能是基因、環境和社會等多重因素交互作用所導致。

2.NADH 對注意力不足過動症的作用

NADH 是一種參與細胞呼吸作用和能量生產的輔酵素，在所有生物體中廣泛存在。它在細胞中提供電子和質子，驅動 ATP（三磷酸腺苷）的合成，而 ATP 是細胞的主要能量貨幣。由於大腦是身體中最耗能的器官之一，需要大量的 ATP 以維持神經元的活動和信號傳遞。因此，NADH 被視為一種天然的能量補充劑，它可以提升大腦的能量水平和功能。對於那些因 ADHD 而感到疲勞、無精打采和注意力不集中的人來說，可能是有益的。

NADH 同時具有抗氧化效果，它可以捕捉和中和自由基，這些自由基會導致細胞損傷和衰老。自由基在正常情況下是必要的，因為它們參與了許多重要的生理過程，包括免疫反應、細胞信號傳導和基因表達。然而，當自由基過多或抗氧化系統失衡時，就會產生氧化壓力，這會干擾細胞功能並引起發炎、凋亡或壞死。大腦特別容易受到氧化壓力的影響，因為它含有大量的不飽和脂肪酸、高氧消耗率和低抗氧化防禦能力。氧化壓力被認為與許多神經退行性疾病，例如阿茲海默症、帕金森氏症和失智症有關。也有一些證據顯示，氧化壓力可能與注意力不足過動症

（ADHD）有關，因為 ADHD 患者的血清、尿液和唾液中發現氧化標誌物增加，如丙二醛、硝酸鹽和過氧化氫酵素。因此，NADH 作為一種抗氧化劑，可能可以減少氧化壓力對大腦細胞造成的傷害，從而保護神經系統免受進一步的退化。

除了提供能量和抗氧化效果外，NADH 還可以影響神經傳導物質的合成和釋放。神經傳導物質是一種化學信使，它們在神經元之間傳遞信號，調節大腦的認知、情感和行為功能。NADH 可以促進多巴胺、去甲腎上腺素和血清素等神經傳導物質的合成，這些神經傳導物質在 ADHD 的發生和發展中起著關鍵作用。多巴胺是一種與快樂、動機和獎勵報酬相關的神經傳導物質，它在大腦的前額葉、紋狀體和中腦等區域發揮作用。去甲腎上腺素則是一種與警覺、注意力和反應相關的神經傳導物質，它在大腦的杏仁核、海馬體和松果體等區域發揮作用。血清素則是一種與情緒、睡眠和食慾相關的神經傳導物質，它在大腦的下視丘、松果體和中腦等區域發揮作用。ADHD 患者通常表現出這些神經傳導物質的不平衡或缺乏，這將影響他們的學習、記憶、情緒和社交能力。因此，NADH 可能透過增加這些神經傳導物質的濃度，來改善 ADHD 患者的認知和行為表現。

有一些實驗性的證據支持 NADH 對 ADHD 有益的假設。例如，波士頓大學醫學中心的一項研究發現，當每天給 ADHD 患者服用 20 毫克 NADH 時，他們大腦中負責認知功能區域的

NADH 含量顯著增加了 25％。透過大腦影像掃描結果顯示，服用 NADH 後大腦活動增加（參見左下圖的腦部掃描圖），與沒有過動症的人相比，過動症患者的大腦額葉細胞活動較少（左側的腦部掃描圖）。該研究還發現，服用 NADH 後，ADHD 患者的注意力、集中力和記憶力都有所提高。

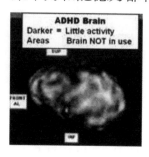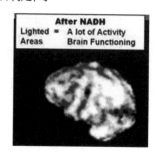

　　由此可見，NADH 和 ADHD 的關係是一個有趣而複雜的話題，它涉及到細胞能量代謝、抗氧化防禦和神經傳導等多方面。雖然目前還沒有確切的證據表明 NADH 可以預防 ADHD，但有一些初步的研究和討論指出，NADH 可能對改善 ADHD 患者的一些症狀有益。

3.未來展望

　　雖然這些研究結果令人鼓舞，但仍然需要更多的實驗來驗證 NADH 對 ADHD 的效果和安全性。目前還不清楚 NADH 對不同類型、年齡和性別的 ADHD 患者是否有效，以及需要多長時間才能看到效果。此外，還需要比較 NADH 與其他治療方法，如行為治療或飲食改變等的協同應用效果。

醫點就通

透過多方面的探討，我們發現 NADH 在腦部疾病的調節和預防中具有一定的潛在作用，其參與能量代謝、細胞保護和 DNA 修復等生物學過程，對神經系統的健康產生積極影響。部分研究指出，NADH 對提升記憶和認知功能有正面的影響，這對於防止或改善與腦部疾病相關的認知衰退可能具有重要的意義。我們進一步深入探討 NADH 在特定腦部疾病（如阿茲海默症、帕金森氏症和憂鬱症）中的作用，發現其可能對疾病的發展和症狀的緩解有所助益。

儘管存在一些正面的研究結果，然而將 NADH 應用於臨床使用上仍面臨著一些挑戰，包括劑型、用量以及對特定患者群體的適用性等問題，需要更多深入的臨床研究支持。

總的來說，NADH 作為一種潛在的輔助調節方法，為我們提供了一個新的研究方向。然而，為了更全面地瞭解其確切效應，還需要更多的基礎研究和臨床實驗。期待未來深入挖掘 NADH 在腦部疾病調節中的應用價值，為患者提供更有效的醫療方案。

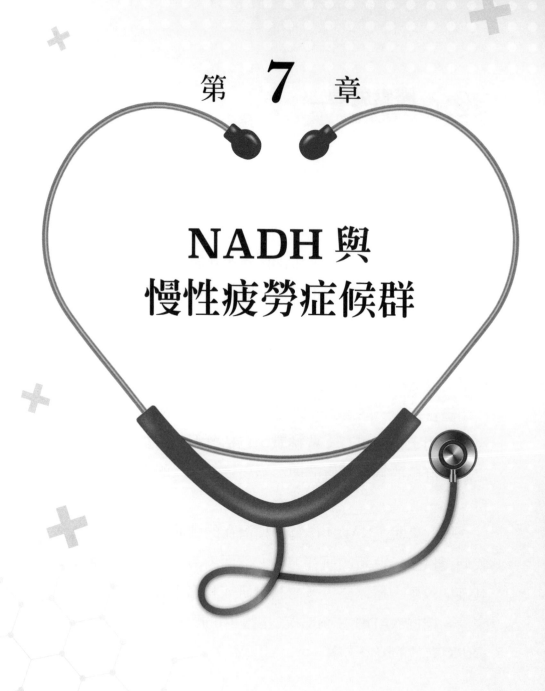

第 **7** 章

NADH 與
慢性疲勞症候群

隨著科學研究不斷深入，我們進入了一個關於 NADH 與慢性疲勞症候群（Chronic Fatigue Syndrome，CFS）之探索的新領域。就像腦部疾病一樣，CFS 也是一種複雜且令人困擾的健康問題，其病因至今仍然是一個謎。

在本章中，我們將引領讀者進入 NADH 在慢性疲勞症候群中可能扮演的關鍵角色。CFS 患者通常長期面臨著體力和認知功能下降，對生活品質產生負面影響，而 NADH 的生物學功能可能提供了一個全新的視角。

我們將探討 NADH 在細胞能量代謝中的功能，並評估其對 CFS 患者可能存在的能量耗竭的潛在影響。此外，我們也會探討 NADH 在免疫系統調節中的作用，以瞭解其是否能夠調整 CFS 患者的免疫反應，從而緩解相關症狀。希望為讀者提供對 NADH 與慢性疲勞症候群之間關係的清晰理解，為未來的研究和臨床實踐提供新的思路與啟示。

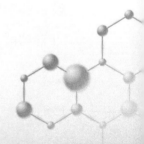

什麼是慢性疲勞症候群

慢性疲勞症候群（Chronic Fatigue Syndrome，簡稱 CFS）是一種難以診斷和治療的複雜疾病，它影響了許多人的生活質量和工作能力。CFS 主要的症狀是持續性、無法恢復的疲勞，即使休息也無法改善。除了疲勞之外，CFS 患者還可能連帶出現以下一些或多個症狀：記憶力和注意力下降、肌肉和關節酸痛、喉嚨發炎、頭痛、淋巴結腫大、睡眠問題等。這些症狀必須持續至少六個月，並且不能用其他已知的醫學或精神疾病來解釋，才能被診斷為 CFS。

CFS 發生原因至今仍尚不明確，可能涉及多種因素的交互作用。目前有三種主要的假說試圖解釋 CFS 發生的機制：免疫系統異常、神經血管功能失調和代謝紊亂。這三種假說並不互斥，而是可能反映 CFS 不同方面或階段。免疫系統異常的假說認為 CFS 是由於免疫系統受到感染或其他刺激而過度活化或失衡所致，一些 CFS 患者的血液檢測顯示免疫球蛋白濃度低下、自然殺手細胞活性降低、免疫複合物沉積等免疫學指標的改變；神經血管功能失調的假說認為 CFS 是由於神經系統對血壓和心律的

調節出現問題所致，一些 CFS 患者在傾斜床試驗中表現出神經介導性低血壓（Neurally Mediated Hypotension，簡稱 NMH），這意味著他們在站立時會出現血壓下降和心跳加快，導致頭暈、暈厥和其他不適；代謝紊亂的假說則是認為 CFS 是由於細胞能量代謝出現障礙所致，一些 CFS 患者的體液檢測顯示 2' － 5'A 合成酵素和 RNase － L 的活性增加，這些是細胞對抗病毒感染的防禦因子，但也會消耗細胞內的 ATP，從而降低細胞能量水平。

　　由於 CFS 發生的原因尚未完全釐清，目前還沒有特效的治療方法。現階段的治療目標在於減輕患者的不適，改善他們的生活功能和心理健康。治療方案應依據每個患者獨特的情況和需求來量身制定，可能包括：藥物治療、認知行為治療、適度運動、生活方式調整、營養補充等方面。治療效果因人而異，可能需要一段時間才能見效。患者應與醫生保持良好的溝通，並定期評估治療的效果和潛在副作用。此外，患者應尋求家人和朋友的支持，嘗試參與一些有益的社交活動和興趣愛好，以提高自己的心理狀態和生活質量。

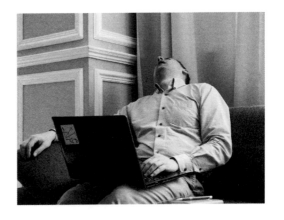

NADH 對慢性疲勞症候群的作用

　　NADH 是一種參與細胞能量代謝的重要輔酶素，它可以幫助 CFS（慢性疲勞症候群）患者緩解疲勞和提高活力。因為 NADH 在細胞中的作用是將葡萄糖轉化為 ATP（三磷酸腺苷），這是細胞的主要能量貨幣，ATP 支持我們思考、記憶、注意力、肌肉運動、心跳等生命活動。NADH 就像細胞呼吸作用的火星塞，它可以點燃能量的火花。由於 CFS 患者的 ATP 濃度通常低於正常人，因此補充 NADH 可以增加 ATP 的產生，進而改善 CFS 症狀。

　　喬治城大學的研究團隊於 1999 年在《過敏、氣喘和免疫學年鑑》期刊中發表論文，研究團隊設計了一項嚴謹的隨機、雙盲、安慰劑對照的人體臨床試驗，共有 26 位 CFS 患者參與此研究。這項研究中，每日提供口服 10 毫克的 NADH 給受試者，結果顯示，其中 8 位患者（31％）疲勞程度減少了 10％以上，並且至少有一項其他症狀得到改善。NADH 的反應者還表現出症狀嚴重度和生活質量的顯著改善。總體而言，NADH 被證實是一種安全有效的輔助調節方法，可以改善 CFS 患者的臨床表現和生活質量。然而，為確認和擴大這些發現，仍需進行更大規模和更長期

的臨床試驗。

相關研究和臨床實踐

在後續一些的臨床研究中，進一步評估了 NADH 對 CFS 患者的影響。這些研究採用 NADH 補充劑結合輔酵素 Q10（CoQ10）並觀察其效果，結果顯示，在某些患者中，NADH 結合輔酵素 Q10 可以更有效地改善 CFS 的症狀。

巴塞隆納自治大學的研究團隊於 2015 年在《抗氧化劑和氧化還原信號》期刊中發表學術論文，指出當 NADH 與輔酵素 Q10 一起使用時，可以對慢性疲勞症候群產生益處，也有多家醫院發出了同樣的實驗結果。在一項雙盲試驗中，研究員透過觀察 113 位受試者，在連續八週的期間內，讓其中 73 名 CSF 患者每天服用 200 毫克的輔酵素 Q10 和 20 毫克的 NADH；另一半則使用安慰劑加輔酵素 Q10。實驗結果顯示，患者的疲勞指數皆有顯著改善，CFS 患者的粒線體功能和品質得到了明顯的改善，同時 ATP 指數也顯著提升。

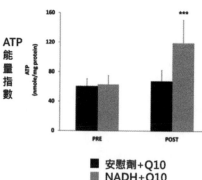

Castro-Marrero, Jesús et al. "Does oral coenzyme Q10 plus NADH supplementation improve fatigue and biochemical parameters in chronic fatigue syndrome?." Antioxidants & redox signaling vol. 22,8 (2015): 679-85.

■ 安慰劑+Q10
■ NADH+Q10

服用 NADH 與輔酵素 Q10 混合劑的受試者在 ATP 指數上有非常顯著的提升

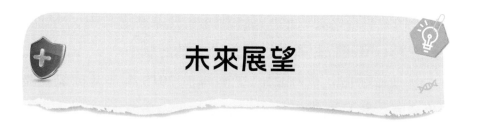

未來展望

　　儘管初步研究顯示 NADH 對慢性疲勞症候群可能具有潛在益處，但仍需進一步大規模的臨床試驗，以確定其確切療效和安全性。此外，對 NADH 在分子機制層面上如何影響慢性疲勞症候群的發展，仍需更深入的研究。

　　總體而言，NADH 作為慢性疲勞症候群調節的輔助方式，提供了一個有前景的研究領域，但尚需更多深入的科學探索，以確保其在臨床上的有效應用。

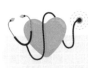

醫點就通

　　慢性疲勞症候群（CFS）是一種難以診斷和治療的複雜疾病，主要症狀是持續性、無法恢復的疲勞，還可能出現記憶力和注意力下降、肌肉和關節酸痛、喉嚨發炎、頭痛、淋巴結腫大、睡眠問題等症狀。而 NADH 在多項臨床報告中顯示出其作為細胞能量代謝的關鍵參與者，有助於提高患者的 ATP 能量水平，減輕疲勞程度至少 10％以上。在後續研究中更顯示出，如果搭配輔酵素 Q10 會有更顯著改善疲勞及其他症狀的效果。

　　儘管存在一些正面的研究結果，然而將 NADH 應用於臨床使用上仍需更大規模的人體臨床試驗，來進一步驗證其安全性及有效性，期待未來進一步深入挖掘 NADH 在慢性疲勞症候群的應用價值，為患者提供更好的保健方案。

第 8 章

NADH 與心血管保健

保持心血管健康一直是人類健康的關鍵所在。心臟和心血管系統的良好運作，是維持身體整體功能不可或缺的元素。近年來，關於心血管疾病的研究日益深入，人們更加意識到預防和管理這類疾病的重要性。

NADH 作為細胞內的重要輔酵素，在與心血管功能相關的生物過程中扮演著關鍵的角色，它不僅參與能量的產生，更與細胞代謝和抗氧化過程相互作用。

本章將探討 NADH 在心血管保健中的作用，從分子層面到整體器官功能的層面進行解析。我們將聚焦於 NADH 在預防心血管疾病、促進心臟健康以及提升血管功能方面的最新研究成果。透過深入瞭解，我們期望能為維持心血管系統的良好運作提供實際且有效的方法，同時拓展 NADH 在心臟健康中的應用前景。隨著科學的不斷進步，我們或許能找到更多創新的方法，使心血管保健更為全面而具體。

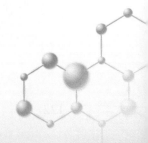

什麼是心血管疾病

　　心血管疾病是一類涉及心臟和血管的健康問題，包括多種不同的病理狀態，往往影響到整個心血管系統的正常功能。這些疾病可以涉及心臟（冠心病、心臟衰竭等）和血管（動脈硬化、高血壓等），對身體的供血和心臟的泵血功能造成不同程度的影響。這些主要的疾病類型分為以下幾種：

1. **冠心病（Coronary Artery Disease，CAD）：** 由冠狀動脈供應心臟的血管阻塞或狹窄所引起，可能導致心臟缺血、心絞痛，甚至心肌梗塞。

2. **高血壓（Hypertension）：** 血液通過動脈的壓力過高，增加了心臟和血管的負擔，長期不治療可能導致動脈硬化及心臟病。

3. **心臟衰竭（Heart Failure）：** 心臟無法有效泵血，導致身體器官無法得到足夠的氧和營養。

4. **中風（Stroke）：** 血管阻塞或破裂，影響大腦血流，可能導致腦部組織損傷。

一般對於心血管疾病的預防和治療，我們會建議保持健康生活方式、飲食均衡、定期運動和避免不良習慣。治療方法則視病情而定，包括藥物治療、手術介入和改變生活習慣。早期發現和管理心血管疾病，對維護心血管健康至關重要。

NADH 對心血管的保健效果

NADH 是一種細胞能量輔酶素，對心血管保健有潛在的好處。科學和臨床的證據指出，NADH 可以幫助改善心血管系統的多個方面。例如，NADH 可以透過影響一氧化氮的生成，調節血管擴張和血流，進而維持正常的血管功能。此外，NADH 還可以保護心臟肌肉免受氧化和損傷，維持心臟的正常收縮和舒張功能，降低心臟疾病等風險。

NADH 同時具有抗氧化和抗炎特性，可以減少血管壁的損傷和炎症，預防動脈粥樣硬化等問題。另外，NADH 可能還能調節血脂代謝，保持血脂在正常濃度，減少高膽固醇和高三酸甘油酯等問題。總之，NADH 是一種對心血管有多重保健效果的生物能量輔酶素。

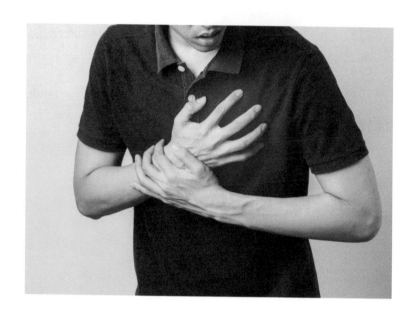

哈佛大學大衛・辛克萊爾教授（Prof. David Sinclair）的研究團隊於 2018 年在《細胞代謝》期刊中發表論文指出，NADH 是一種參與細胞呼吸作用的輔酶素，它在體內的濃度影響了心臟的功能和壽命。該研究發現，NADH 的濃度與一種粒腺體內的蛋白質 SIRT3 有密切的關係。SIRT3 是一種去乙醯化酵素，它可以調節粒腺體的代謝和抗氧化，保護心臟免受損傷。當 SIRT3 活化時，它需要 NADH 作為能量來源。

科學家利用基因剔除技術，將小鼠的 SIRT3 基因刪除，觀察其心臟的變化。結果發現，缺乏 SIRT3 的小鼠心臟出現了纖維化和肥大的現象，這些是心衰竭的前兆。然而，當科學家給予這些小鼠 NADH 補充劑後，發現其心臟的病變得到了改善，纖維化

和肥大的程度減少了。這說明 NADH 可以透過提高 SIRT3 的活性，來促進心臟的健康和恢復。

相關研究和臨床實踐

喬治城大學的研究團隊於 1998 年在《老年腎臟病學和泌尿外科》期刊中發表論文指出，在這項雙盲安慰劑對照的實驗中，研究員對一群年齡較大且有高血壓問題的實驗鼠進行了一項為期 10 週的實驗，每天給予它們 NADH 的補充劑，並定期測量它們的血壓、脂質氧化濃度（與癌症風險相關）和血脂含量。實驗結果發現，在實驗的前 4 週，這些指標並沒有顯著改善；但在實驗的後 6 週，實驗鼠的血壓和總膽固醇都有顯著下降，同時血液中的脂質氧化程度也有減少，這意味著它們體內發生癌症的風險也降低了。

這項實驗證明了 NADH 對於改善高血壓和降低癌症風險有一定的效果。因此，我們推測補充 NADH 可以有效地預防年齡相關的血壓升高，從而預防各種心血管疾病。

未來展望

　　儘管有些研究顯示NADH對心血管疾病可能具有潛在益處，但仍需進一步大規模臨床試驗以確定其確切效果和安全性。此外，對NADH在分子機制層面上如何能對心血管功能的保健上產生正面的作用，仍需更深入的研究。

　　總體而言，以NADH作為心血管功能的保健，提供了一個有前景的研究領域，但尚需更多深入的科學探索，以確保其在臨床上的有效應用。

 醫點就通

　　NADH作為一種重要的生物分子，在心血管保健領域引起了廣泛的興趣和研究。透過對其在能量代謝、抗氧化和細胞保護等方面的深入瞭解，我們已經開始揭示其對心血管系統所帶來的積極影響。本章所呈現的研究和資訊強調了NADH在心血管健康中的潛在角色。從改善血管功能

到降低氧化應激，NADH 可能成為預防和調節心血管疾病的有力盟友。

在未來，隨著科技的發展和醫學研究的不斷深入，我們將更全面地瞭解 NADH 在心血管保健中的潛在應用。期待這一領域的不斷突破能夠為人們提供更多有效的心血管保健方案，使每個人都能擁有健康的心臟和血管系統。

讓我們共同期待 NADH 這一生物分子在未來對心血管保健領域帶來的更多啟發和創新。

第 9 章

NADH 與皮膚保養

皮膚是人體最大的器官，同時也是外界環境和內在健康狀態的一個重要指標。隨著對健康和美容的關注不斷提升，科學家和保健專家們開始關注一種被稱為 NADH 的生物分子，並探索其在皮膚保養中的潛在作用。NADH 作為細胞能量代謝的關鍵參與者，其在細胞修復、抗氧化和膠原蛋白生成等方面的作用，使其成為可能影響皮膚健康的重要因素。

本章將探討 NADH 在皮膚保養領域的應用，從細胞層面到外在美容效果的角度進行探索。透過對相關研究和臨床實驗的綜合分析，我們將揭示 NADH 如何與皮膚健康和美容產生聯繫，以期為個體提供更科學有效的皮膚保養方案。

隨著科技的不斷進步和對美容需求的提升，NADH 可能帶來更多創新且有效的產品和方法，成為未來皮膚保養領域中引人注目的新焦點。讓我們一同探索 NADH 在皮膚保養中的奧秘，為皮膚健康和美容開啟新的可能性。

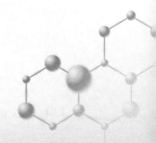

皮膚對人體的重要性

　　皮膚是人體最大的器官，具有多種重要的生理功能，既是身體的保護屏障，也是反映整體健康狀態和外在美容的重要指標。皮膚能夠防止細菌、病毒和其他有害物質進入體內，減緩水分流失，維持身體的水分平衡，同時也能夠感知外部刺激，包括觸摸、壓力、熱度和寒冷等，有助於我們與環境互動，保護自身避免潛在的傷害。

　　此外，皮膚還參與調節體溫的過程，通過汗腺分泌汗液，確保身體在不同環境中能夠維持穩定的體溫，這是維持正常生理功能所必需的。皮膚同樣參與新陳代謝的複雜過程，特別是在合成維生素 D 的過程，因為維生素 D 對於鈣的吸收以及骨骼健康至關重要。最後，皮膚的狀態直接影響外貌，外觀在社交互動中扮演重要角色，一個健康、年輕的皮膚狀態有助於提升個人自信心，影響個體在社交場合中的形象和互動。

　　因此，皮膚對於人體的重要性不僅體現在其生理功能上，更關聯到個體的整體健康和生活品質。對於皮膚保健的關注和科學研究，成為維護整體健康和追求美容不可或缺的一部分。

NADH 在皮膚保養上的效果

　　NADH 是一種存在於細胞內的重要輔酵素，它在皮膚保養中具有多方面的益處。首先，NADH 能夠有效抵抗自由基的侵害，延緩細胞老化，保護皮膚免受外界因素的影響，使皮膚健康年輕。其次，NADH 參與細胞呼吸作用，提供細胞所需的能量，促進皮膚細胞的新陳代謝，增強皮膚的自我修復和再生能力，使皮膚光澤彈性。

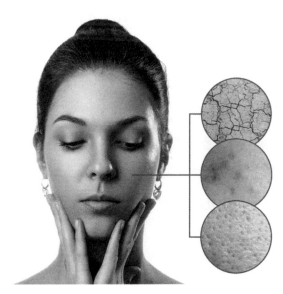

再者，NADH 能刺激膠原蛋白的合成，膠原蛋白是支撐皮膚結構和彈性的關鍵蛋白質，不僅有助於緊緻肌膚，還能減少皺紋和鬆弛。最後，NADH 對於敏感皮膚也有舒緩的作用，能夠減輕紅腫和刺激。所以 NADH 具有多重效果的皮膚保養成分，能夠維護皮膚的平衡和舒適感，適合各種膚質使用，因此可以被應用於各種護膚產品中，為肌膚提供全面的保護和滋養。

日本 Nippon Menard Cosmetic Co Ltd 實驗室的研究團隊於 2012 年在《美容皮膚病學》期刊中發表論文指出，隨著年齡增長，皮膚細胞的功能會發生變化，可能導致色素沉著的加劇。研究發現，隨著角質形成細胞傳代次數的增加，NADH 的 mRNA（信使核糖核酸）表現和活性顯著下降，同時促進黑色素生成的細胞因子上升。研究還揭示，NADH 的抑制劑可以增加這些細胞因子的表達，而 NADH 的激活劑則可以減少它們。

此外，我們在人類皮膚樣本中發現，色素沉澱區域的 NADH 濃度顯著低於正常區域。這意味著 NADH 在皮膚色素沉著中扮演關鍵角色，並且隨著年齡的增長而減少，換句話說，較年長的人體容易產生黑色素沉澱狀況的皮膚（黑斑等），這是因為皮膚的真核細胞中，NADH 濃度較低，因此通過提升 NADH 濃度應該可以改善。

相關研究和臨床實踐

在後續一些臨床前試驗中，進一步評估 NADH 對皮膚保養的益處，這些研究顯示補充 NADH 對皮膚的效果。

義大利完美無原罪皮膚病研究所（IDI-IRCCS）分子和細胞生物學實驗室於 2019 年在《國際分子科學》期刊中發表論文，NADH 是一種參與細胞呼吸作用和能量代謝的重要物質，它可以提高細胞的抗氧化能力和修復能力。隨著體內 NADH 濃度的提升，細胞就越能夠應對外界的壓力和傷害，包括紫外線的照射。

NADH 不僅可以保護皮膚細胞免受紫外線的損傷，還可以幫助皮膚細胞維持正常的基因表達和功能，從而預防皮膚老化、皮膚炎症和皮膚癌的發生。因此，NADH 是一種具有多種保健效果的天然物質，值得我們進一步探索和利用。

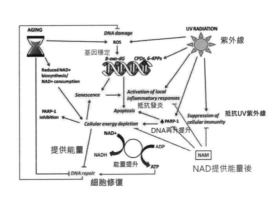

NADH 幫助皮膚細胞
抵抗紫外線的作用機轉

未來展望

　　儘管有些研究顯示 NADH 對皮膚的保養和保護上可能具有潛在益處，但仍需進一步大規模的臨床試驗以確定其確切效果和安全性。此外，進一步的分子機制研究有助於揭示 NADH 如何與皮膚細胞互動，以及它在促進皮膚健康方面的具體機制。這些深入的研究將為我們提供更多的知識，以支持 NADH 在皮膚保養領域的應用和發展。

 醫點就通

　　NADH 作為一種多功能輔酵素，在皮膚保養領域展現出潛在的優勢。本章探討了 NADH 對皮膚的積極影響，從抗氧化作用到對膠原蛋白的促進，呈現了它在維護皮膚健康方面的多樣性。透過對 NADH 的瞭解，我們發現它能夠有效抑制自由基的生成，對抗外界環境對皮膚造成的損害。同時，NADH 的能量供應特性使得皮膚細胞更具生氣，促進細胞新陳代謝，有助於維持皮膚的年輕活力。

在未來，隨著科技的發展和醫學研究的深入，將進一步挖掘 NADH 在皮膚科學領域的應用潛力，為肌膚的健康與美麗提供更多可能性。這一章的內容期望能夠為讀者提供對於 NADH 在皮膚保養中的認識，啟發更多關於健康肌膚的探索與關注。

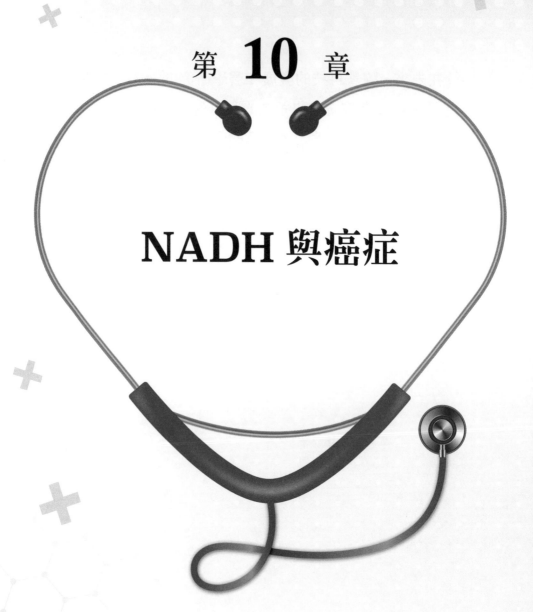

第 10 章

NADH 與癌症

　　癌症一直以來都是極為嚴峻且複雜的疾病，長期在全球健康議程中扮演著重要的角色。近年來，對於癌症的研究不斷深入，科學家們致力於探索新的治療途徑和預防策略。在這場對抗癌症的戰爭中，NADH 這一關鍵的生物分子引起了廣泛的注意。

　　NADH 作為細胞能量的載體，在細胞代謝和功能中扮演著重要的角色。近期的研究發現，NADH 不僅與正常細胞的生存和功能密切相關，還可能在癌症的發生和發展中發揮關鍵作用。科學家們深入研究 NADH 在癌症調節和預防中的潛在應用，探索其參與的多個代謝途徑和調控機制。

　　這一章節將探討 NADH 與癌症之間的密切關係，包括其在抗氧化、細胞凋亡和免疫調節等方面的作用。透過對 NADH 與癌症的綜合探討，我們期望為讀者呈現一個全面且深入的視角，有助於更好地理解 NADH 在癌症領域的應用前景。

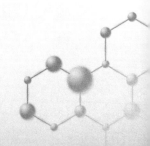

什麼是癌症

　　癌症是一種由細胞異常增生和轉移所引起的嚴重疾病。在正常情況下，細胞的生命週期受到嚴謹的調控，以確保身體各個部分能正常運作。但是，當細胞的 DNA 發生損傷或變異時，可能會導致細胞失去對自身增殖和死亡的調節，從而形成腫瘤。

　　腫瘤有良性和惡性之分。良性腫瘤一般是局部性的、生長速度較慢，且不會侵犯周圍組織或轉移到其他部位；惡性腫瘤（癌症）則是指具有侵襲性的腫瘤，能夠破壞周邊組織並通過血液或淋巴液轉移到身體其他地方，形成新的腫瘤。

　　癌症的發生原因很多，可能涉及基因變化、環境因素、壓力、免疫功能等。常見的癌症種類有乳腺癌、肺癌、大腸直腸癌、前列腺癌等，及早發現和治療是提高癌症患者預後的重要因素，而科學家們也不斷地探索新的治療方法和預防措施，以對抗全人類面臨的威脅。

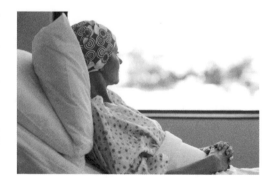

NADH 對癌症的預防效果

　　NADH 是一種參與細胞呼吸作用和能量代謝的重要物質，它可以影響癌細胞的生長和存活。在一些臨床試驗中，發現 NADH 可以顯著抑制或減慢不同類型的癌細胞，例如結腸癌、喉癌、乳腺癌、子宮頸癌和小鼠纖維肉瘤。這些試驗的結果表明，在 NADH 的作用下，癌細胞的生長速度從 100％降低到 8％，減少了 92％。這意味著 NADH 可以幫助人體免疫系統對抗癌細胞，防止它們過度增殖和擴散。NADH 的抗癌作用可能與它對細胞氧化還原狀態、基因表達和凋亡調控的影響有關。

　　克羅埃西亞 Ruder Boskovic 研究所分子醫學部的研究團隊於 1999 年在《抗癌研究》期刊中發表論文表明，科研團隊深入研究了細胞外 NADH 對人類惡性腫瘤，包括如 CaCo-2（結腸癌）、Hep-2（喉癌）、MCF-7（乳癌）、CaSki（子宮頸癌）等細胞系以及罹癌小鼠的抗增生作用。

　　科研小組首先針對纖維肉瘤和正常人胚胎成纖維細胞（Human Embryo Fibroblast，HEF）著手進行實驗，他們發現無論使用何種劑量的 NADH，對鼠纖維肉瘤和人類 Hep-2 細胞的

生長抑制都非常有效。在短短 4 ～ 5 天的觀察期內，僅需要一劑 NADH 就足以降低癌細胞的生長率達到驚人的 92％，且對其他測試的細胞系生長沒有任何影響。進一步的 DNA 斷裂、 p53 和 Ki-67 基因表現鑑定顯示，NADH 的作用機制不同於細胞週期檢查點基因的失調。

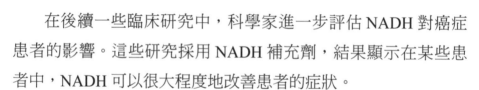

相關研究和臨床實踐

在後續一些臨床研究中，科學家進一步評估 NADH 對癌症患者的影響。這些研究採用 NADH 補充劑，結果顯示在某些患者中，NADH 可以很大程度地改善患者的症狀。

畢克邁爾教授曾經發表一篇名為《NADH 在癌症治療中的作用》的專文表示，NADH 是一種在人體內發揮重要作用的輔酵素，它參與了許多代謝反應，尤其是與 ATP（三磷酸腺苷）的合成有關。ATP 是細胞的能量貨幣，細胞能量越充足，細胞就越健康，壽命就越長。而 NADH 不僅可以增加 ATP 的產生，還可以修復受損或變異的 DNA 與細胞，因此它也被用於癌症的保健應用。

在一項臨床試驗中，有 17 名罹患前列腺癌的病人每天服用 40 毫克的 NADH 作為輔助，順利在 3 至 5 個月內得到明顯的改善。同樣地，許多乳癌和小細胞肺癌患者在服用相同劑量的 NADH 後，於 6 個月內也改善了很多。目前已有超過 60 名癌症患者接受了 NADH 的介入，大部分病人未出現復發或轉移。此外，所有服用 NADH 的癌症患者都報告了身體和精神能量的提升。

NADH 對癌症可能有多種作用機制，其中最可能的是通過提高細胞內 ATP 的濃度，幫助細胞產生足夠的調控細胞週期的分子。NADH 還可以通過修復癌變細胞中受損或變異的 DNA，使其恢復正常。此外，NADH 作為一種強效的抗氧化劑，可以清除自由基，保護細胞免受進一步傷害或變異。所以畢克邁爾教授認為 NADH 可能是一種新穎、合理且有效的癌症保健方案。

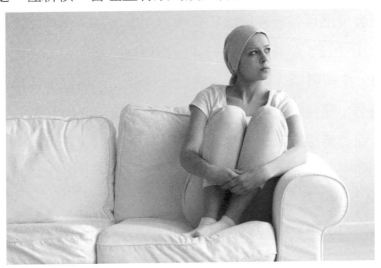

實際臨床應用案例

　　畢克邁爾教授進一步在專書《植物藥物在癌症化學預防的應用》的第 12 章中提供詳細的論證，書中特別提出了七位臨床案例：

　　第一位是患有小細胞支氣管癌的 48 歲男性，腫瘤大小有 6 ～ 8 公分，並且已經接受化療和放療。在每天服用 5 毫克的 NADH 補充劑達 10 個月後，MRT（磁振造影斷層掃描）結果顯示腫瘤已不復見。

　　第二位患者是一名 63 歲女性，曾接受浸潤性乳管癌手術，一年後發現出現多發性肝臟和骨轉移。患者每週接受 3 次靜脈注射 NADH（12.5 毫克），進行 4 週後轉為口服，每天服用 5 毫克 NADH，持續服用 3 個月後，放射學檢測顯示癌細胞轉移呈現消退的趨勢。隨後進行 CT 掃描檢查，結果顯示肝轉移進一步明顯消退，而骨轉移則是幾乎檢測不到。患者不再感到疼痛，也不再需要止痛藥，她的 CA15.3 腫瘤標記數值從 65（1991 年 1 月）下降至 24（1994 年 8 月）。

　　第三位是患有結腸癌的 59 歲男性，經過超音波檢查和放射

學檢查發現已經發展成為櫻桃到李子大小的多發性肝臟轉移。於
1990 年 12 月開始使用 NADH，最初每週 3 次靜脈注射 12.5 毫克。
經過 4 週後，改為每天口服 5 毫克 NADH。1991 年 3 月，超音
波檢查顯示肝臟病灶縮小。到 1991 年 6 月，CT 掃描和超音波檢
查顯示肝臟轉移幾乎完全消失。患者主觀報告感覺非常好，腫瘤
標記 CEA 在 1990 年 12 月最初為 110，到 1994 年 11 月下降至
22。

　　第四位是一位 52 歲的女性，曾於三年前接受過乳房浸潤性
硬室癌的象限切除手術。她於 1990 年 1 月發現椎骨轉移，隨後
在 4 月的超音波檢查中發現肝轉移，對於乳癌荷爾蒙治療最常用
的 Novaldex 治療並未使轉移病灶有所消退，CMF 治療週期也沒
有反應。1990 年 11 月開始靜脈注射 NADH（每隔一週 12.5 毫
克），並在 4 週後改為每天口服 NADH 5 毫克。經過兩個月，癌
細胞的肝轉移明顯消退，椎骨轉移則完全消失／減少。肝轉移大
大減少，甚至在檢測中已無法再發現病灶。1990 年 4 月，腫瘤
標記 CEA 和 CA15.3 分別為 45 和 92，然而 1994 年 10 月的最後
一次對照顯示，CEA 已降至 14，CA15.3 則為 18.5。

　　第五位是一位 66 歲男性，於 1990 年 2 月被診斷患有小細胞
性支氣管癌，雙肺葉出現多發性病灶，經甲氨蝶呤和 Endoxan 的
細胞抑制治療後，未見病灶消退。1990 年 10 月，開始每隔一天
進行腸外靜脈注射 10 毫克 NADH，隔年的放射線檢查顯示腫瘤

病灶的數量和大小均有所緩解。後續，NADH 改為每天口服 10 毫克，截至 1991 年 5 月的 CT 掃描檢查證實，雙肺葉的腫瘤病灶進一步減少。

第六位是一位 72 歲的男性，於 1990 年 11 月被診斷出肝臟腫瘤（腫塊直徑 8 至 10 公分），並在 1993 年夏天的 CT 掃描中發現肺部多處大小不一的轉移瘤。當時他已經 72 歲，因此儘管有許多治療選項，患者拒絕了手術、化療和放療。從 1994 年春天開始，他每天服用一粒 NADH。隨著時間的推移，X 射線和電腦斷層掃描的對照檢查顯示，肺轉移沒有增加，而肝臟腫瘤的質量則減少，有跡象顯示腫瘤中心形成壞死。患者主觀感覺良好，並且沒有疼痛症狀的出現，這項保健計劃似乎對他的健康狀態產生了積極的影響。肺癌相關腫瘤標記 CYFRA 21 － 1 在服用 NADH 前（1994 年 4 月）為 35，但在 1994 年 12 月已降至 21。同時，癌胚抗原 CEA 的濃度在 1994 年 4 月測量為 67，而在 1994 年 12 月降至 28。

第七位患者是一位 55 歲女性，在 1992 年 2 月發現左頸部低分化乳癌淋巴結轉移，同年 3 月的 CA15.3 值為 37.0，CEA 值為 13.5，TPS 為 145。原發腫瘤無法定位。患者決定拒絕化療和放療，她每天服用 5 毫克的 NADH。一年後，之前可觸及的淋巴結轉移消失了。到了 1994 年 7 月，腫瘤標記檢測顯示 CA 15.3、CEA 和 TPS 分別為 15.0、8.0 和 95，進行電腦斷層掃描和骨骼

掃描，未顯示任何轉移情形。

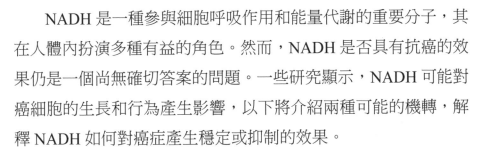

NADH 抗癌的生理機轉

　　NADH 是一種參與細胞呼吸作用和能量代謝的重要分子，其在人體內扮演多種有益的角色。然而，NADH 是否具有抗癌的效果仍是一個尚無確切答案的問題。一些研究顯示，NADH 可能對癌細胞的生長和行為產生影響，以下將介紹兩種可能的機轉，解釋 NADH 如何對癌症產生穩定或抑制的效果。

　　第一種機轉是 NADH 可能有助於修復癌細胞中受損的 DNA。我們都知道 DNA 是細胞的遺傳物質，決定了細胞的特性和功能。然而，DNA 有時會受到外界因素或內部錯誤的破壞，造成基因突變，這些突變可能會導致細胞失去正常的控制機制，變成癌細胞。幸好，我們的細胞擁有一套 DNA 修復系統，可以檢測和修補 DNA 的損傷，而 NADH 正是其中一種重要的 DNA 修復劑，它可以提供電子和氫原子來恢復 DNA 的正確結構。因此，如果給癌症患者服用 NADH 補充劑，或許可以增加他們體內的 NADH 濃度，從而促進癌細胞中 DNA 的修復。這樣一來，

癌細胞可能就會恢復正常的基因表現,減少其惡性程度。

　　第二種機轉是 NADH 可能會改變癌細胞的能量代謝和生物合成。我們也都知道,NADH 是細胞呼吸作用過程中產生 ATP 的重要中間產物,ATP 是細胞的能量貨幣,它可以驅動許多生命活動。當我們將 NADH 與細胞一起培養時,可以提高細胞內的 ATP 濃度,這對正常細胞來說有益,但對癌細胞來說卻可能有害,這是為什麼呢?因為癌細胞通常具有快速增殖的特性,它們需要大量的能量和原料來製造新的細胞,而 NADH 不僅提供能量,還可以提供合成大分子所需的氫原子,包括蛋白質、糖蛋白和醣脂等,這些大分子在細胞表面扮演著調控增殖和分化的角色。因此,如果癌細胞中有過多的 NADH 和 ATP,可能會導致過度合成這些大分子,造成細胞表面信號的混亂,進而使癌細胞停止分裂,甚至開始分化成正常細胞。

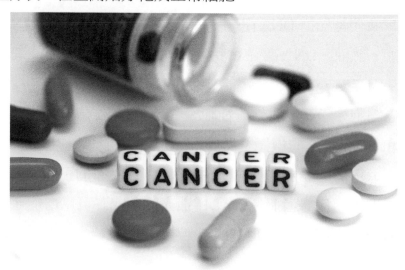

這兩種機轉都是基於一些實驗數據和理論推斷的假設，還需要更多的證據來支持。目前，我們還不能確定 NADH 對癌症的確切作用和安全性，因此不建議癌症患者隨意服用 NADH 補充劑。

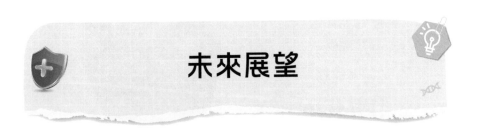

未來展望

NADH 在癌症應用上呈現出巨大的潛力，然而這一領域仍需要進一步深入的研究，以實現更全面和確切的瞭解。由於目前臨床試驗樣本數仍然不夠大，未來的臨床試驗可擴大樣本規模和範圍，以更全面評估 NADH 對不同癌症類型和階段的效果。這將有助於確定對病人最好的方案，為患者提供更個體化的保健選擇。更重要的是，能進一步評估長期使用 NADH 對患者的副作用，以及是否存在任何潛在的不良影響。這將有助於確保服用的安全性和可持續性。

正因為癌症是一個非常複雜的疾病，未來應該探索 NADH 與其他傳統治療方式（如化療、放療）或新興的免疫療法等的結合應用，以達到更綜合和協同的效果。總的來說，NADH 在癌症

應用領域的未來展望充滿挑戰和希望，相信透過科學家不斷的探索，我們能夠為癌症患者提供更有效和安全的保健選擇。

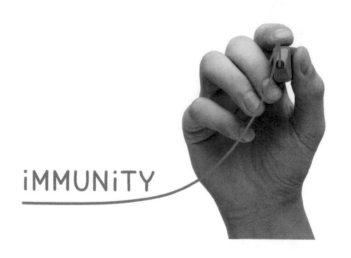

醫點就通

過去的研究顯示，NADH 對於癌症患者的調節呈現出一定的潛力，特別是在提高細胞能量、DNA 修復和抗氧化方面的作用。未來進一步擴大臨床試驗的規模和範圍，更全面地瞭解 NADH 在不同類型和階段的癌症應用上的表現，將是極為重要的一步。同時，深入研究 NADH 的作用機制，有望為癌症保健提供更為精確和靈活的方案。

值得關注的是，未來的研究應該著重於 NADH 與其他治療方式的結合應用，以發揮協同效應，提高總體效果。此外，副作用的評估和個體化的保健方案也是未來研究的重要方向。

儘管仍有諸多未知數，但 NADH 的應用前景顯示了一種潛在的新型癌症保健策略。這項工作的進展將有望為癌症患者帶來更多的可能性，整體提高癌症患者的生活品質。期盼未來的研究能夠繼續拓展這一前沿領域，為醫學科學的發展開創新的局面。

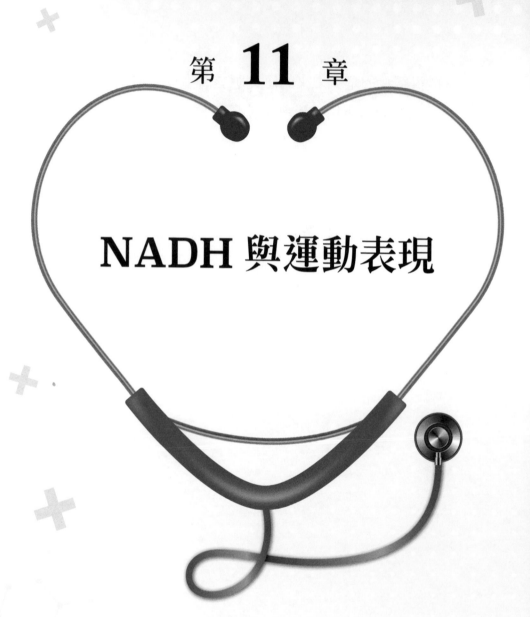

第 **11** 章

NADH 與運動表現

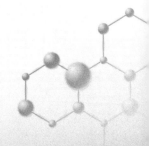

運動表現一直是人們關注的焦點，隨著運動科學的進步，越來越多的研究開始關注 NADH 在運動表現中可能扮演的角色。在本章中，我們將探討 NADH 對運動表現的潛在影響，包括其對能量代謝的調節、肌肉疲勞的影響以及在運動康復中的應用。這不僅有助於更好地理解 NADH 在運動過程中的生物學機制，同時也有望為運動員、教練和健身愛好者提供科學依據，以優化運動表現和促進身體健康。

透過對 NADH 與運動之間關係的深入研究，我們或許能夠揭示新的運動優化策略，推動運動科學的進步，並為追求卓越運動表現的個體提供更多可能性。讓我們一同挖掘 NADH 在運動領域中的奧秘，為運動科學的未來注入新的活力。

運動與體育競技對人體和社會的重要性

　　運動和體育競技一直以來都是人類社會中不可或缺的元素，其重要性不僅體現在身體健康層面，更擴及社會、文化，以及個體的多層面影響。隨著時代的變遷和科技的進步，運動已漸漸超越了單一的身體活動，演變為一種涵蓋各領域的全方位體驗。

　　在身體健康方面，參與運動和體育競技是保持身心健康的有效途徑。透過運動，我們不僅能夠強化肌肉和骨骼系統，還能提高心肺功能，增進代謝活動，有效預防慢性疾病的發生。此外，運動還能調節情緒、減輕壓力，為快節奏的現代生活注入片刻的寧靜。

　　在社會層面，體育競技更是凝聚人群情感的力量。不論是在體育場上歡呼激動的氛圍，還是運動賽事中跨越種族和國界的交流，都展現了運動作為一種共通

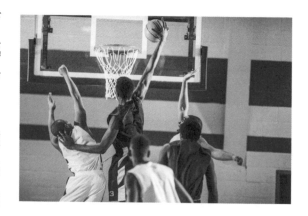

語言的力量。運動不僅是競技場上的比拼，更是促進社區凝聚力、文化交流以及培養領導力與合作精神的有力工具。

而在健身及馬拉松風潮備受喜愛的現代社會裡面，如何能通過 NADH 來提高自己的運動表現，也成為一個值得探究的議題。

NADH 在運動表現上 的效果

體育賽事是展示人類潛能的舞台，每個參賽者都渴望在其中發揮最佳水平。為了達到這個目標，運動員需要有足夠的耐力來支撐他們的身體和心理，而 NADH 可以有效地提高運動員的耐力、持久力和表現。重要的是，國際奧委會已經對 NADH 進行檢測，並認可它是一種安全合法的補充劑。因此，眾多奧運選手和其他頂尖運動員已廣泛使用 NADH，以提升他們在運動場上的表現及保持身體健康。對於一般想要提升自己健身效果和運動表現的民眾來說，NADH 更可以提供莫大的幫助！

畢克邁爾教授的研究團隊於 1995 年在《國際營養保健品機制與行動研討會》中發表論文，進行了一項針對服用 NADH 的競技自行車運動員和長跑運動員的雙盲、安慰劑對照的交叉研

究。該研究記錄了多項顯著的性能提升，例如氧氣容量增加、反應時間縮短，以及在一個月內服用 30 毫克 NADH 的受試者精神敏銳度的提高。該研究發現，相較於安慰劑組，服用 NADH 的組別在多個方面均呈現正向的效果，包括：(1)耗氧量降低，(2)規定運動時呼吸係數 RQ 升高，(3)二氧化碳呼出量降低，(4)乳酸濃度降低。因此，這項研究結果證實了口服 NADH 可以將高素質運動員的肌肉能量供應平均提高 7%。NADH 攝入後乳酸濃度的下降，意味著運動員可以在有氧生理條件下持續更長時間的表現。

相關研究和臨床實踐

　　畢克邁爾教授的研究團隊於 1996 年在《國際運動醫學》期刊中發表論文，報告了一項為期四週的開放標籤試驗，研究團隊對 17 名自行車和長跑運動員進行了每日服用 5 毫克 NADH 的試驗。結果顯示，在服用 NADH 後，受試者的反應時間更加一致和準確。此外，在識別特定模式中的符號任務時，他們表現出更高的正確率和速度，反映了他們的持續注意力和工作記憶有所

改善。其中有 9 名受試者在服用 NADH 後顯示出更高的最大力量和耐力，8 名運動員的反應時間減少了 10％至 20％，3 名運動員的反應時間減少了 20％ 以上。總體來說，17 名受試者中有 16 名的反應時間整體顯著改善。由此可見，NADH 對不同類型的運動員可能有不同的影響，這可能與他們的基礎能量代謝水平和運動訓練方式有關。總之，這項人體臨床試驗為 NADH 作為潛在的認知和運動增強劑提供了初步的證據，但仍需要進一步的隨機對照試驗來驗證其效果和安全性。

於是埃德蒙 ·R· 伯克博士（Edmund R. Burke, Ph.D）於 2003 年在《營養科學新聞》發表一篇論文，介紹 NADH 對身心健康和運動表現的益處。他指出，NADH 可以促進神經傳導物質多巴胺的合成，而多巴胺是影響短期記憶、肌肉協調和情緒平衡的重要因素。多巴胺還調節生長激素的分泌，從而影響肌肉發育和修復；缺乏多巴胺會導致肌肉僵硬和運動障礙，例如帕金森氏症。此外，NADH 還可以增加細胞 ATP 的產量，提高運動能力和耐力。伯克博士根據一項對運動員進行的初步試驗，建議進一步探討 NADH 的運動效果。他寫道：「考慮到服用 NADH 四週後觀察到的改善，進行更廣泛的雙盲、安慰劑對照試驗是有意義的。」

未來展望

　　儘管有些研究顯示 NADH 對運動表現的提升可能具有潛在益處，且到目前為止並沒有發現任何副作用，但為了確定其確切效果和安全性，仍需進行更多大規模臨床試驗。

　　總體而言，NADH 作為提升運動表現的選擇似乎是可行的，且已獲得奧委會的認可，成為可供奧運選手選用的營養保健品，希望日後有更多深入的科學探索，以確保 NADH 對於提升運動功能和表現的有效應用。此外，未來的研究可能深入探討 NADH 與其他運動相關因子的交互作用，例如運動訓練、營養補充和基因型等，以更全面的角度理解 NADH 在運動生理中的作用，這將為個體化的運動方案和表現優化提供更科學的基礎。

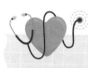 醫點就通

　　NADH 對運動表現的研究將持續引領我們對身體最基本層面的理解，開啟更深層次的運動科學領域。隨著科技和醫學的進步，我們或許能夠進一步揭示 NADH 在調節能

量代謝和提升運動效能方面的機制，為運動表現的優化提供更具體、更精準的指導。在應用層面，隨著 NADH 研究的深入，有望開發更有效的運動補充品，以提升運動者的表現和促進運動康復。這不僅改變運動員的訓練方式，還有助於廣大大眾更好地享受運動的益處。

　　總的來說，NADH 對運動表現的研究將持續為我們揭開身體活動的奧秘，激發更多科學探索，同時為運動和健康的結合提供更具前瞻性的發展方向。這也將有助於我們更全面地理解運動與身體健康之間的關係，為個性化運動方案的制定提供更科學的基礎。

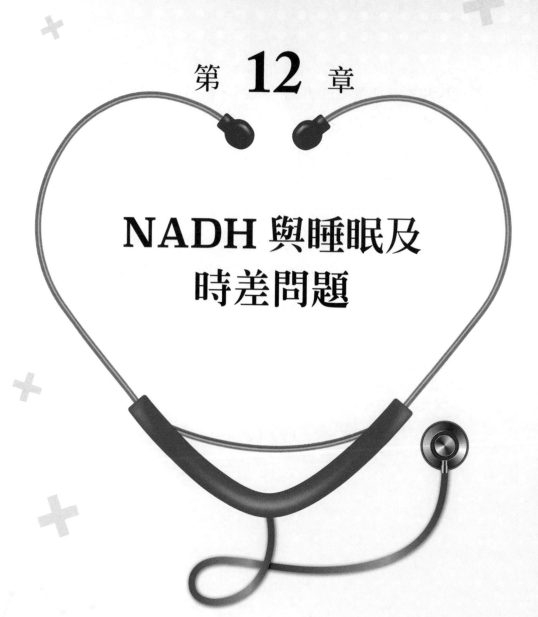

第 **12** 章

NADH 與睡眠及
時差問題

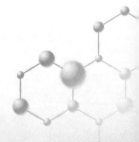

　　睡眠及時差問題是現代社會普遍存在的健康議題，直接影響著人們的生活品質和身體健康。在這個繁忙而節奏快速的生活中，人們往往面臨著各種程度的睡眠不足、睡眠質量下降和時差綜合症等問題。因此，探索與睡眠及時差相關的調節機制和有效的處理方法，已經成為科學研究和醫學關注的焦點。

　　NADH，作為一種在能量代謝中扮演關鍵的輔酵素，近年來引起了學術界對其在睡眠調控和時差處理中的潛在作用的興趣。本章將深入探討 NADH 在調節生物鐘、促進睡眠質量和緩解時差綜合症等方面的可能機制，以及在睡眠和時差調整中的應用前景。

　　通過對 NADH 與睡眠及時差之間的相互作用，我們有望開發更具針對性的介入手段，提高人們應對時差變化和改善睡眠品質的能力。這不僅將對個體的生活產生積極影響，還將推動相關醫學領域的進一步發展，為解決現代社會中普遍存在的睡眠問題提供新的科學支持。

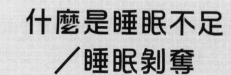

什麼是睡眠不足／睡眠剝奪

　　睡眠不足和睡眠剝奪是指個體未能取得足夠的充分睡眠，對身心健康造成負面影響的狀態。通常睡眠不足是指無法滿足個體所需的正常睡眠時間，這可能是由於工作、學習、生活節奏快速或其他外部因素所導致。通常，成人每晚應該獲得約 7 至 9 小時的睡眠，而青少年和兒童需要更多。而睡眠剝奪是指有意或無意地減少正常的睡眠時間，超出生理需要，可能是由於工作、社交活動、娛樂或其他活動而導致。

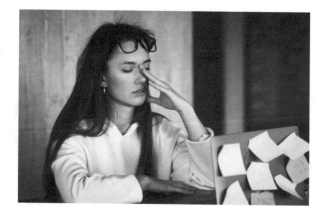

　　由於睡眠不足和睡眠剝奪所造成的健康影響層面是很廣泛的，包含：身體疲勞、精神疲憊、專注力和記憶力下降、注意力不足、反應時間延遲、免疫系統功能下降、情緒波動、易怒或焦慮。長期睡眠不足和睡眠剝奪可能也會增加罹患慢性疾病的風

險，也可能與心血管疾病、精神健康問題等風險增加相關。

總的來說，睡眠不足和睡眠剝奪都是需要重視的問題，因為長期忽視睡眠對整體健康會帶來不可逆的影響。

NADH 對睡眠不足的作用

睡眠不足是一種普遍的健康問題，它會影響許多人在生活中的某個階段，尤其對於經常需要跨時區旅行、夜班工作、或者是輪班制度的人來說，以及那些擁有小孩的父母或者為了應對考試而熬夜的學生，都可能面臨著睡眠不足的挑戰。此外，睡眠不足也會對患有睡眠失調、某些心理疾病以及慢性疾病的患者產生負面影響。由於 NADH 已經被證實是一種對慢性疲勞症候群（CFS）有很大幫助的營養補充劑，它可以幫助患者提高能量和清醒度，因此有學者提出一個假設，即 NADH 也可能對緩解睡眠不足所造成的問題有所助益。

紐約長老會醫院康乃爾大學威爾醫學院的研究團隊於 2001年在《紐約威爾康奈爾醫學中心》的刊物指出，科研團隊為了測試口服穩定 NADH 的效果，設計了一項嚴謹的雙盲交叉實驗，

探討 NADH 補充劑對於完全睡眠剝奪後認知功能的影響。受試者在完全睡眠剝奪後服用 20 毫克的 NADH，並接受了一系列的認知測試，包括數學、記憶、注意力和反應速度等方面。測試結果顯示，在某些認知表現指標上，服用 NADH 的這組顯著優於安慰劑組。特別的是，服用 NADH 的受試者整組的整體表現效率（每分鐘正確答案數）比安慰劑組高出 10％。所以研究者推測，NADH 可能透過提高細胞能量代謝和神經傳遞素合成，來改善認知功能。

相關研究和臨床實踐

臨床試驗中，科研人員也進一步評估 NADH 對於睡眠不足的益處，這些研究顯示補充 NADH 確實具有優異的效果。

紐約長老會醫院康乃爾大學威爾醫學院精神科睡眠覺醒障礙中心，和喬治城大學醫學院神經內科的研究團隊，於 2001 年在《紐約威爾康奈爾醫學中心》的刊物發表論文，研究團隊採用最嚴謹的雙盲、安慰劑對照以及隨機交叉的實驗設計，招募了 25 名年齡介於 40 ～ 59 歲之間的健康男性和女性受試者，這些受試

者透過測謊機的監測，被迫一整晚保持清醒。隔天早上，受試者隨機服用了一個含有 25 毫克 NADH 或安慰劑的舌下劑型，接著進行多次的認知測試、情緒評估以及主觀和客觀的睡意評估。

　　科研團隊根據整體吞吐量（每分鐘正確答題數）評估認知表現，結果顯示服用 NADH 的受試者有明顯改善。對個人認知測驗的分析表明，在服用 NADH 後，受試者在數學吞吐量和視覺序列比較吞吐量顯著提高。然而，主觀測量的睡意和情緒，以及測謊機記錄的睡眠潛伏期在不同條件下並沒有差異，因此服用 NADH 並不能減少白天的困倦或增強情緒。然而，我們發現在緩解睡眠不足的不良影響方面，NADH 的應用可能發揮重要作用。

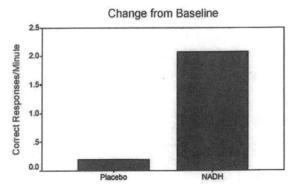

服用 NADH 後的視覺序列比較吞吐量顯著提升

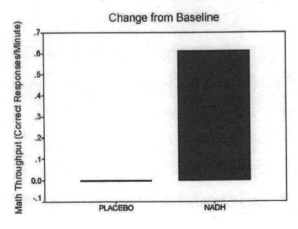

服用 NADH 後的數學吞吐量顯著提升

NADH 對睡眠不足
的未來展望

　　儘管 NADH 對睡眠不足的影響仍需更多的深入研究，然而
這個領域的不斷發展為我們帶來嶄新的可能性。未來的研究可以
更深入地探討 NADH 對整體睡眠機制的影響，例如是否可以增
進睡眠品質，以及進一步確定其在調節睡眠障礙方面的臨床應用
效果和安全性。

這方面的進展有望為長期受困於睡眠不正常的現代人提供更多的保健選擇，同時有助於找到方法去改善睡眠不足對工作或學業所帶來的影響。

什麼是時差症候群

時差症候群（Jet Lag）是一種因為跨越多個時區，使得生物鐘（內部的生理時鐘）無法立即適應新的日夜週期而引起的生理和心理狀態的不適應。生物鐘受到光線、溫度和飲食的影響，而這些因素在不同的時區可能有所不同。這種情況通常發生在長途飛行跨越三個或更多時區的時候，尤其是東向和西向的飛行。

雖然時差症候群是一種暫時性的狀態，通常在抵達目的地後幾天內會逐漸緩解，但仍然會造成許多的不適感，嚴重影響個體在工作或旅遊中的心情和表現，這些不適感包含：難以入睡、早醒、睡眠質量下降、感覺疲憊、精神不集中、食慾改變、腹部不適、易怒、焦慮、抑鬱等。

對於現代社會中的跨國旅行者（無論是軍人、商務人士、運動員還是觀光客），他們往往需要在抵達目的地後迅速適應正常

的工作或生活節奏，因此時差症候群對他們的影響是非常大的。因此，如果能找到方法在最短的時間內改善時差所造成的不良影響，將有助於提升跨地區出差或旅遊的品質。

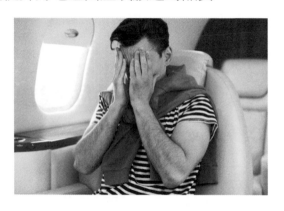

NADH 對時差症候群的作用

　　時差症候群是指在跨越不同時區的飛行後，身體疲憊、睡眠品質下降、消化系統紊亂和認知能力減退，甚至可能降低人們在決策、溝通和記憶方面的表現。為了幫助旅行者改善時差問題，科學家們嘗試多種策略，包括調整睡眠習慣、利用光線治療、服用藥物等。這些策略都有一定的效果，但也存在一些限制和風險，例如副作用、不便利或不符合個人偏好。因此，有必要尋找

一種更安全、更方便且更有效的方法來應對時差問題。

　　NADH 是一種參與能量代謝的重要輔酶素，可以提高細胞的能量水平和抗氧化能力，並且刺激多巴胺和去甲腎上腺素的合成。此外，NADH 還具有修復 DNA 損傷和減少氧化應激的作用。基於這些特性，我們認為 NADH 可能是一種預防和調節時差反應的有效方法。

　　華盛頓神經心理學研究所的研究團隊於 2001 年向《航空、航太和環境醫學》期刊投稿論文，科研團隊設計了一項有關 NADH 對時差症候群誘發的認知功能障礙的雙盲、安慰劑對照的實驗。35 名受試者由美國西岸連夜飛往美國東岸，經歷了 3 小時的時差。抵達後，受試者被隨機分配接受 20 毫克 NADH 或安慰劑，所有受試者都完成了電腦管理的測試，包括 CogScreen，以評估上午和下午認知功能、情緒和睡意的變化。

　　研究結果顯示，時差症候群導致超過一半的參與者感到更加困倦，約三分之一的人認知功能惡化。飛行後的第二天早上，受試者除了工作記憶中斷、分心和視覺感知速度下降外，還經歷了注意力不集中的情況。而服用 NADH 的受試者在 8 項認知和精神運動測試指標中的 5 項中表現明顯變好，並在其他三個指標中表現出更好的趨勢，嗜睡程度也有所減輕。因此，NADH 確實可以顯著減少時差症候群所引起的認知功能障礙，而且沒有任何不良副作用。

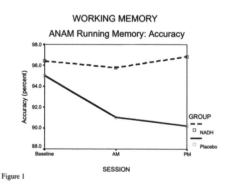

Figure 1

工作記憶的測驗結果，服用 NADH 的受試者明顯優於安慰劑組

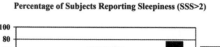

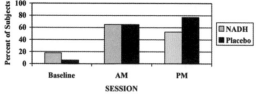

服用 NADH 的受試者在嗜睡感上有明顯的改善，意味著有更好的精神

時差症候群相關研究和臨床實踐

　　臨床試驗中，科研人員也進一步評估 NADH 對於時差症候群的益處，這些研究顯示補充 NADH 確實具有其特殊的效果。

畢克邁爾教授的研究團隊也於 2002 年在《維也納醫學》期刊中發表論文，證實華盛頓神經心理學研究所的科研成果，論文中特別提出目前對時差症候群的療法，如光療、褪黑激素、興奮劑和鎮靜藥物的功效和實用性有限。而穩定型的 NADH 更容易被人體吸收，也可以增加細胞 ATP 的產生並促進多巴胺的合成，因此它可以改善時差對認知功能和困倦的影響。研究結果顯示，接受 NADH 的受試者們在 4 項認知測試指標上的表現明顯提升且不容易嗜睡。更重要的是，服用穩定型的 NADH 不僅顯著減少時差引起的負面認知影響和困倦，並且沒有發現副作用。

時差症候群的未來展望

已經有人體臨床試驗的證據顯示，NADH 對時差症候群在調節外在表現上的正面效果，但還是需要有更多的深入研究，尤其是大規模的人體臨床試驗，才能更足以顯示 NADH 是否真的對改善時差有夠好的效果。

這個領域的進展有望為長期需要跨國飛行工作或旅行的現代人提供更多的保健選擇，並有助於我們找到方法去改善時差所帶來在工作或學業上的影響。

醫點就通

NADH 是一種參與能量代謝的重要輔酵素，它在細胞中扮演著電子的輸送者角色，從而促進 ATP 的生成。ATP 是細胞的主要能量貨幣，它可以支持細胞的各種功能，包括神經傳導和肌肉收縮；NADH 也可以提高細胞的抗氧化能力，因為它可以捕捉自由基並防止它們對細胞結構造成損傷；此外，NADH 還可以刺激神經遞質多巴胺和去甲腎上腺素的合成，這些神經遞質與情緒、注意力和認知功能有關。因此，NADH 可以改善心理狀態和精神活力。

基於 NADH 的這些特性，我們認為它可能是一種有效的時差反應的預防和調節方法。時差反應是一種由於跨越時區而導致的生物節律失調的現象，它會影響睡眠質量、心理健康和身體表現。NADH 可以透過提高細胞的能量水平和抗氧化能力，以及調節神經傳導物質的平衡，來幫助人們適應新的時區。NADH 已經被證實是一種對慢性疲勞症候群（CFS）有很大幫助的保健品，它可以幫助患者提高能量和清醒度。也因此有人提出了一個假設，即 NADH 可以幫助減輕睡眠不足所造成的影響。

目前人體臨床試驗顯示，NADH 對於克服時差和應對睡眠不足所造成的認知表現及情緒調節有良好的效果，並且在實驗中都沒有發現任何副作用。然而，研究人員特別強調，選用穩定型的 NADH 才能確保最佳效果，建議民眾在選擇服用 NADH 時應謹慎挑選品牌。

　　睡眠不足的個體呈現差異性反應，因此 NADH 的影響可能因人而異，需要進行更多個體化的研究。其次，睡眠不足通常受到多種因素的影響，包括生活方式、環境和心理健康等，單一治療難以應對多元複雜的原因。

　　再者，治療時差需要考慮個體生物鐘的適應性，而NADH 對於生物鐘的具體調控機制仍需進一步深入研究。最後，NADH 是否能在時差不同階段提供最好的效果，以及最佳服用時機仍是未解之謎。

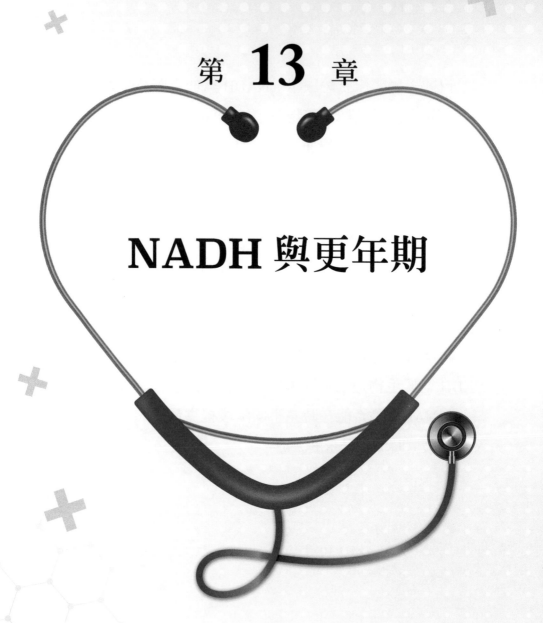

第 **13** 章

NADH 與更年期

　　隨著女性進入更年期階段，身體和心理均將經歷複雜的變化，這個階段不僅帶來生理上的變動，還可能影響到生活品質和整體健康。女性在更年期往往面臨荷爾蒙濃度的波動、睡眠問題、情緒波動，以及其他與年齡相關的健康挑戰。

　　本章將深入探討 NADH 在更年期健康管理中的潛在角色。作為一種關鍵的輔酶素，NADH 參與身體內多種重要的代謝過程，其在能量產生、細胞修復和氧化應激防禦方面的功能可能對更年期女性的健康產生積極影響。

　　透過瞭解 NADH 的相關機制和其對身體的影響，我們有望瞭解 NADH 在緩解更年期不適症狀、促進整體健康方面的潛在效果。探索 NADH 在更年期管理中的應用，將為女性提供更多的選擇，幫助她們在這一生理階段中保持身心健康，享受充實的生活。在本章中，我們將回顧相關的科學研究，深入瞭解 NADH 的作用機制，並探討其在更年期健康管理中的應用前景。

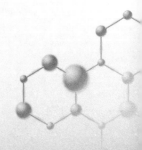

什麼是更年期

　　女性進入更年期，即是她們生命中月經永遠停止的時期，也代表著永久失去了生育的能力。通常更年期發生在 45 歲到 55 歲之間，而大多數女性在 49 歲到 52 歲進入這個階段。更年期前期（Perimenopause）一般為期 7 年，有時甚至長達 14 年，一直持續到完全絕經。醫學上一般認為女性若在一年內沒有任何月經來潮即進入更年期，更年期的判定也可以根據卵巢分泌女性荷爾蒙的能力下降。

　　更年期的成因主要是卵巢功能的衰退，導致體內雌激素和孕激素的分泌減少。這些荷爾蒙變化會影響身體和心理的多個方面，造成一系列的症狀和困擾。更年期常見的症狀包括：熱潮紅、盜汗、陰道乾澀、性交疼痛、情緒起伏、失眠、頭痛、關節痛、骨質疏鬆、體重增加等。不同女性可能會有不同的症狀表現和嚴重程度，也可能受到生活型態、飲食、運動和壓力等因素的影響。

　　雖然更年期是一個正常的生理轉變，並不需要特別治療，但可以透過調整生活習慣、補充荷爾蒙或其他藥物來舒緩不適的症狀。更年期女性也應該注意保健，定期接受婦科檢查，預防心血

管疾病、骨質疏鬆等長期併發症。更年期不是老化的開始，而是一個新階段的開始，女性可以保持積極正向的心態，享受人生。

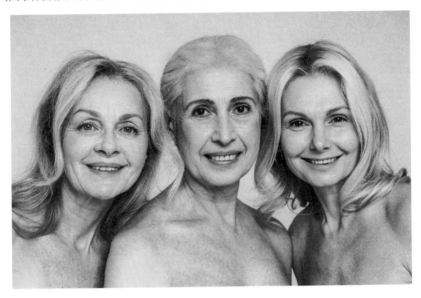

NADH 對更年期的作用

　　NADH 是一種參與細胞能量代謝的重要物質，它可以促進 ATP 生成，而 ATP 是細胞內最主要的能量貨幣，驅動著許多生命活動，包括荷爾蒙分泌和神經傳導物質。研究證據顯示，服用

穩定型 NADH 可以有效改善一些與能量缺乏相關的疾病，例如憂鬱症和慢性疲勞症候群。此外，NADH 對於處於更年期的女性也可能帶來益處，因為更年期伴隨著荷爾蒙濃度下降和多種不適症狀的生理變化。

相關研究和臨床實踐

　　為了探討 NADH 對更年期女性的影響，畢克邁爾教授的研究團隊也於 2006 年在《婦產科》期刊中發表論文，研究團隊針對 49 名有更年期症狀的女性進行了為期 3 個月的穩定型 NADH 補充劑人體臨床試驗。科研團隊發現，穩定型 NADH 明顯改善女性的潮熱、情緒、睡眠、精力和壓力等方面的問題。因此，作者強烈建議將穩定型 NADH 視為一種安全有效的膳食補充劑，可以幫助更年期女性渡過這個困難的時期。

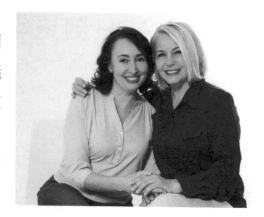

未來展望

　　畢克邁爾教授的研究團隊透過人體臨床試驗，證實連續 3 個月補充穩定型 NADH 對更年期症狀具有很不錯的改善，但是目前仍未有大規模的人體臨床試驗來提供更充分的證據，以說明其中的生理機轉。

　　我們期待在這個領域取得明顯的進展，因為更年期是每位女性不可避免的歷程，在這段時期，身心會經歷巨大的轉變。若能透過 NADH 提供支援，相信能夠為每位女性減緩不適症狀，緩和她們在這段生命階段所面臨的挑戰。

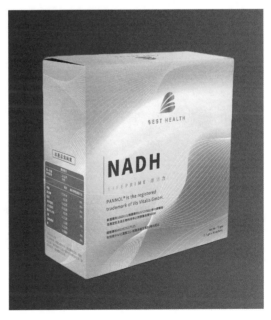

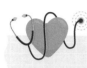

醫點就通

　　NADH 是一種存在於細胞內的重要輔酵素，它在許多生物代謝反應中發揮作用。首先，NADH 參與細胞能量的產生，對緩解更年期不適症狀可能有益；NADH 在細胞內進行氧化磷酸化作用，促進 ATP 形成，為細胞提供能量。更年期女性可能感到疲勞和無力，補充 NADH 有助於改善她們的能量水平。

　　其次，更年期女性會經歷荷爾蒙水準的劇烈變化，這可能會增加細胞受到氧化壓力的風險。NADH 是一種強大的生物抗氧化劑，可以幫助細胞抵禦自由基的攻擊，減少氧化損傷。此外，NADH 涉及多種代謝途徑，可能影響荷爾蒙的合成和分解，有助於維持穩定的荷爾蒙濃度，減少更年期不適。最後，有些研究顯示 NADH 對神經系統和心理健康有正面作用，這可能有助於減輕更年期所帶來的焦慮和情緒變化。

　　NADH 在更年期的研究相對稀缺，雖然 NADH 對於更年期可能有一些好處，但我們仍需進行更多臨床試驗來證實其安全性和有效性。而且每個女性在更年期的體驗都是

獨特的，包括症狀的類型和嚴重程度。雖然 NADH 對更年期的臨床應用充滿潛力，但我們必須謹慎樂觀，未來的研究需要克服這些挑戰，以確保 NADH 的應用在更年期的健康管理中是安全且有效的。

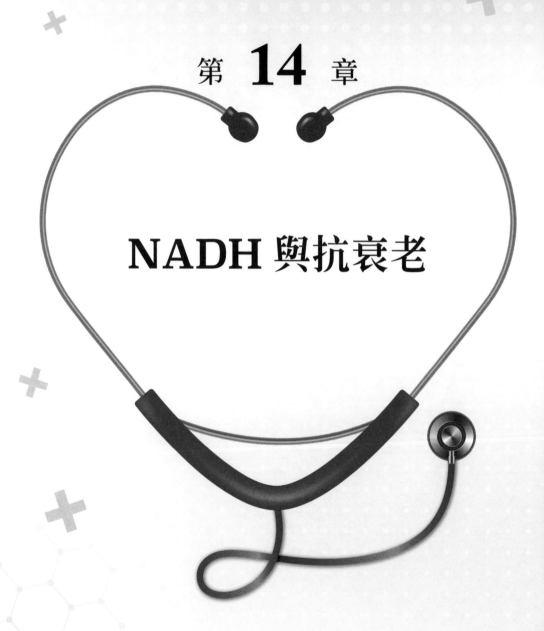

第 **14** 章

NADH 與抗衰老

　　隨著時光的流逝，抗衰老一直是人類追求的目標之一。科學研究不斷揭示人體老化的機制，並尋求有效的介入手段，以延緩老化過程並提升健康長壽。在這個不斷演進的領域中，NADH 備受矚目，因其可能在抗衰老過程中扮演重要的角色。

　　本章將深入探討 NADH 如何參與抗衰老機制，以及它在促進細胞功能、維護基因穩定性和減緩老化相關症狀方面的潛在效果。NADH 作為一種關鍵的細胞能量輔酵素，其參與的代謝途徑和細胞修復機制可能對抗衰老具有獨特而重要的影響。

　　透過對 NADH 的全面瞭解，我們有望揭示其對抗衰老的分子機制，並探討其在延年益壽和提升生活質量方面的應用前景。本章將回顧相關的研究成果，深入解析 NADH 在抗衰老領域中的潛在價值，為抗衰老研究提供新的視角和啟示。

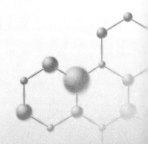

為什麼抗衰老這麼重要

抗衰老是當今健康科學的一個重要領域，主要有以下幾個關鍵原因：

1.促進健康壽命

抗衰老的目的在於延長人們的健康壽命，讓他們在老年時能夠保持身心健康，享受高水平的生活質量。所謂的健康壽命是指能夠自主生活，不受疾病或殘障困擾的年歲數。隨著人口老化成為當前社會的重要課題，提高健康壽命成為極需解決的議題。為了促進健康壽命的延長，我們需要從多方面著手，包括飲食、運動、休息、心理和社交等。以下是一些具體的建議：

(1)**飲食方面**：應該挑選均衡、營養豐富、多樣的食物，避免過量攝取油脂、鹽分、糖分和酒精等。多吃新鮮的水果和蔬菜，增加飲食中的纖維和抗氧化物質。定期補充足夠的水分，保持身體水分平衡。

(2)**運動方面**：應根據個人身體狀況和興趣，選擇合適的運動項目，如散步、跑步、游泳、瑜伽、太極拳等。每天至少

保持 30 分鐘中等強度的運動,以增強心肺功能和肌肉力量,改善血液循環與新陳代謝,預防肥胖和慢性病。

(3) **休息方面**:應確保每天有充足且高質量的睡眠,約 7 到 8 個小時。睡眠不足會影響免疫系統和神經系統的正常運作,增加憂鬱和焦慮的風險。另外,也要適度地放鬆身心,減少壓力和負面情緒,如聽音樂、閱讀、冥想等。

(4)**心理方面**:應保持積極樂觀的心態,對自己充滿信心和自尊心,對生活設定目標和意義。在面對困難或挫折時,學會調整和解決問題,避免自暴自棄或逃避。如有需要,可以尋求專業的心理輔導或治療。

(5)**社交方面**:應保持與家人、朋友、同事等的良好親密關係,分享快樂和煩惱,互相支持和幫助。積極參與一些有益的社會活動,如志願服務、社區服務、文化活動等,拓展社交圈子,增加社會參與。

　　健康壽命不僅取決於基因或環境因素,更取決於你自己的生活方式和選擇。只要你願意並且努力,就能享受一個長久而幸福的人生。

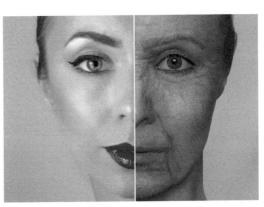

2. 延緩生理衰老

抗衰老的研究重點放在延緩或逆轉年齡所帶來的生理變化，例如細胞損傷、器官功能衰退以及免疫系統下降。

雖然生理衰老是一個自然的過程，但是有些因素會加速它，例如壓力、環境污染、不良的飲食和生活習慣等。因此我們想要延緩生理衰老，可以從幾個方面來進行，例如在飲食上增加抗氧化物質的攝取，因為抗氧化物質可以中和自由基，減少細胞損傷和老化，一些富含抗氧化物質的食物有：藍莓、綠茶、番茄、胡蘿蔔、大蒜等。另外，保持適度的運動更是重中之重，因為運動可以促進血液循環、增強免疫力、改善心肺功能、預防肥胖和慢性疾病。

另外，我們也應做好壓力管理和調適，因為壓力不僅影響荷爾蒙平衡，還可能引發焦慮、失眠和抑鬱等心理問題，同時也會加速皮膚老化和發炎反應。為了減緩壓力，可以學習各種放鬆技巧，例如冥想、呼吸法、瑜伽等，也可以尋求親友或專業人士的支持和幫助。心理狀態同樣是影響生理衰老的重要因素之一，積極樂觀的心態可以增加幸福感、減少負面情緒，並提高自信和自尊心，我們可以多感恩、多微笑、多學習、多社交，以維持積極的心態。

3.提升生活質量

抗衰老的另一個目標是提升老年人的生活質量，讓他們能夠積極地參與社會活動，建立良好的人際關係，並從各種興趣中獲得樂趣。

我們常說健康是 1，其他都是 0，縱然擁有億萬財富，但是失去了健康，那長壽反而會成為一個很大的困擾，因為在反覆就醫、開刀的過程，完全沒有生活品質可言。所以抗衰老的一大重點就是找回自己的健康，讓自己在老化的過程裡真正享有財務自由、時間自由和心靈自由。

4.社會經濟效益

隨著人口老齡化的趨勢，抗衰老的研究有助於降低醫療費用、增加勞動力供給，對社會和經濟發展產生正面效益。抗衰老可以通過科學技術或生活方式的改善，延緩或逆轉人體老化的過程，從而提高人們的健康和壽命。抗衰老不僅對個人有益，也對社會和經濟有積極影響。以下是一些抗衰老的社會經濟效益：

(1)**減少醫療支出和社會保障負擔**：隨著人口老齡化，許多國家面臨著醫療和社會保障系統的壓力，因為老年人需要更多的醫療服務和退休金。因此如果人們能通過抗衰老保持健康和活力，就可以減少對這些資源的依賴，從而節省公共開支和稅收。

(2)**增加勞動力供給和生產力**：隨著人們壽命延長，也可以延長工作年限，或者在退休後從事其他活動，例如志願服務、創業、教育等。這樣不僅可以增加勞動力供給，還能提高人們的技能和經驗，從而促進經濟增長和創新。

(3)**改善社會福祉和幸福感**：隨著健康和活力的提高，也可以享受更高質量的生活，與家人和朋友保持更好的關係，參與更多的社會活動，並實現自己的目標和夢想。這樣除了可以提高人們的社會福祉和幸福感，還能減少孤獨、抑鬱和其他心理問題。

因此，抗衰老不只是個人的健康和幸福問題，也是社會可持續發展的問題。

NADH 的抗衰老機制

　　NADH 是一種廣泛存在於所有生命體內的輔酵素，參與了細胞呼吸作用和能量代謝的過程。NADH 的含量與細胞的能量水平密切相關，因為它是 ATP 合成的必需成分，而 ATP 是細胞運作和存活所需的主要能源分子。因此，補充 NADH 可以提高細胞

能量和活力，並對抗衰老和疾病。

　　除了促進 ATP 生成外，NADH 還具有其他重要的生理功能。首先，NADH 是一種強效的抗氧化劑，可以保護細胞免受自由基和氧化應激的損傷。自由基是一種不穩定的分子，會攻擊並破壞細胞的組成部分，例如蛋白質、脂質和 DNA。氧化應激指的是自由基超過體內抗氧化系統的清除能力，導致細胞功能障礙和衰老。NADH 可以捕捉與中和自由基，並幫助修復受損的 DNA 和其他分子。

　　其次，NADH 參與許多神經傳導物質的合成，可以影響大腦的認知和情緒功能。神經傳導物質是一種在神經細胞之間傳遞信號的化學物質，例如多巴胺、血清素和乙醯膽鹼，這些化學物質與記憶、學習、注意力、情緒和睡眠等過程有關。NADH 可以促進這些神經傳導物質的合成和釋放，從而改善大腦的表現和心理健康。

　　最後，NADH 還可以強化免疫系統的功能，提升對感染和發炎的抵抗能力。免疫系統是由多種細胞和分子組成的防禦機制，可以識別和消滅侵入體內的微生物和異物。NADH 可以刺激免疫細胞的活性，增加抗體的產生，並調節發炎反應。NADH 也可以減少一些與免疫系統失調相關的疾病，例如自身免疫性疾病和過敏性疾病。

　　根據以上的說明，我們可以發現 NADH 是一種對人體

有多方面益處的物質，它可以有效延緩衰老、提高能量、保護 DNA、改善腦功能和增強免疫力。因此，每天補充適量的 NADH 是一種有效的保健措施，可以幫助我們維持年輕和健康。一般來說，每天服用 5 毫克至 10 毫克的 NADH 就可以達到理想的效果，NADH 不會產生任何不良反應或副作用，也不會造成依賴或耐受性，作為一種安全、自然、有效的抗衰老保健品，NADH 值得受到關注。

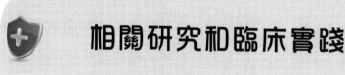

相關研究和臨床實踐

經過數十年對 NADH 的人體臨床試驗中，科學研究證明 NADH 具有以下功效：

1. 提升能量

NADH 在人體細胞的能量生成中擔任關鍵角色，它是一種輔酵素，能夠協助將食物中的葡萄糖轉化為 ATP，這是細胞主要的能量來源。透過這個過程，NADH 發揮著不可或缺的功能，確保身體獲得足夠的動力以應對各種生理活動。

2. 細胞生命週期

　　NADH 在修復和替換受損細胞的過程中扮演著極其重要的角色，它不僅能夠促進細胞的分裂和增殖，同時參與了細胞的自噬和凋亡機制，這些過程都是清除老化或異常細胞的重要機制。

3. 修復 DNA

　　NADH 在細胞 DNA 修復方面發揮重要作用，這是維持良好並確保健康細胞正常繁殖所必需的元素。受損的 DNA 是許多不同退化性疾病的基礎（其中包括某些癌症），NADH 可以提高 DNA 的穩定性，增強其抵抗突變的能力。

4. 免疫調節

　　NADH 在人體免疫系統中發揮積極作用。科學實證表明，服用 NADH 補充劑可以增強身體的免疫能力，提高白血球、巨噬細胞和自然殺手細胞等免疫細胞的活性和數量。

5. 抗氧化

　　NADH 是自然界中生物活性最強的抗氧化劑之一。從科學角度來說，NADH 的生化特性在對抗自由基及其潛在傷害方面具有極強的正面作用，自由基引起的細胞損傷是 80 多種不同的退化性疾病的起點，最近的醫學科學研究表明，自由基損傷與神經退化性疾病的發展有關，包括：阿茲海默症、ALS（肌萎縮側索硬

化症）、弗里德賴希共濟失調、亨廷頓舞蹈症、路易氏體失智症、帕金森氏症等。

6. 調節神經傳導物質

NADH 積極參與並調節人體內重要化合物的產生。例如，NADH 使身體產生多巴胺等神經傳導物質，這些物質在大腦化學方面發揮著重要的角色。這些神經傳導物質對於提升記憶、思考、決策、情緒和幸福感等方面都具有正面的影響。

韋恩州立大學精神病學與行為神經科學系的研究團隊於 2002 年在《腦部研究》期刊中發表論文，內容涉及我們大腦中的一種重要酵素，名為羥化酵素（TH）。這個酵素在製造多巴胺（DA）這種在大腦中扮演重要角色的化學物質時扮演著關鍵作用，它能將酪胺酸轉換為左旋多巴。

然而，研究指出，一種名為過氧亞硝酸鹽（ONOO'）的強氧化劑，會抑制羥化酵素的活性，這種物質能與羥化酵素的活性位點上的酪胺酸殘基發生化學反應，使其催化效率降低。為了保護這個酵素免受損傷，細胞需要一些抗氧化劑，而 NADH 被發現能有效防止 ONOO' 對羥化酵素的抑制，並降低酪胺酸殘基的硝化程度。相反地，另一種形式的 NAD，即 NAD^+，對羥化酵素並沒有保護作用，甚至可能增加其受到 ONOO' 修飾的風險。

總的來說，這些研究發現顯示，我們體內的分子 NADH 和

NAD$^+$ 對於調節羥化酵素的活性和穩定性具有重要作用，進而影響多巴胺神經元的功能和存活。

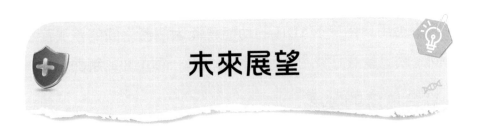

未來展望

隨著科學技術不斷進步，NADH 在抗衰老領域中展現的潛力引起了廣泛的興趣。未來，我們可以期待更多深入的研究和應用，以更全面地瞭解 NADH 在抗衰老方面的作用。

1. 分子生物學研究的突破

未來的研究將更加聚焦於 NADH 在細胞和分子層面的作用機制。透過先進的分子生物學技術，科學家們有望深入挖掘 NADH 如何參與細胞代謝、DNA 修復和抗氧化過程，進一步解開抗衰老的奧秘。

2. 臨床應用的擴展

隨著臨床試驗的進行和實證醫學的推進，我們有望看到更多針對 NADH 的保健方案，特別是在老年相關疾病的預防和調節方面。這可能包括心血管疾病、神經退化性疾病和其他與老化相

關的健康問題。

3. 個性化醫學的興起

　　未來，我們或許會目睹更多針對個體基因和生理特徵的個性化醫學應用。由於 NADH 的功能可能因個體之間的差異而有所不同，因此量身訂製的保健方案將成為一項重要的趨勢。

4. 綜合療法的發展

　　NADH 有望融入綜合療法的一部分，與其他抗衰老策略結合，包括定期運動、均衡飲食和心理健康管理，這種整合性的方法預期能更全面地促進人類的健康和長壽。

　　總的來說，NADH 對於抗衰老的未來展望充滿了希望，但同時需要更多深入的研究和臨床實驗，以確保其安全性和有效性。隨著科學界對這一領域的投入不斷增加，我們或許能夠揭開抗衰老科學的新篇章，為人類的健康和長壽帶來更多可能性。

醫點就通

　　抗衰老一直是人類健康領域中引人注目的焦點，NADH 在細胞能量生成、DNA 修復、抗氧化、代謝調節和神經保護等多個方面對抗衰老的潛在作用都有重要意義。然而，NADH 的抗衰老作用還需要更多的科學證據來支持，因為

NADH 雖然是一種有前景的抗衰老物質，但仍需謹慎適量使用。

　　我們需要有更多臨床證據支持 NADH 在抗衰老領域中的廣泛應用，更多隨機、雙盲、安慰劑對照的臨床試驗，將有助於確定其更廣泛和深入的效果。雖然 NADH 對抗衰老的潛在好處令人鼓舞，而我們更期待未來的研究和臨床試驗，可以幫助我們確定 NADH 在抗衰老領域中的確切效果和最佳應用方式。

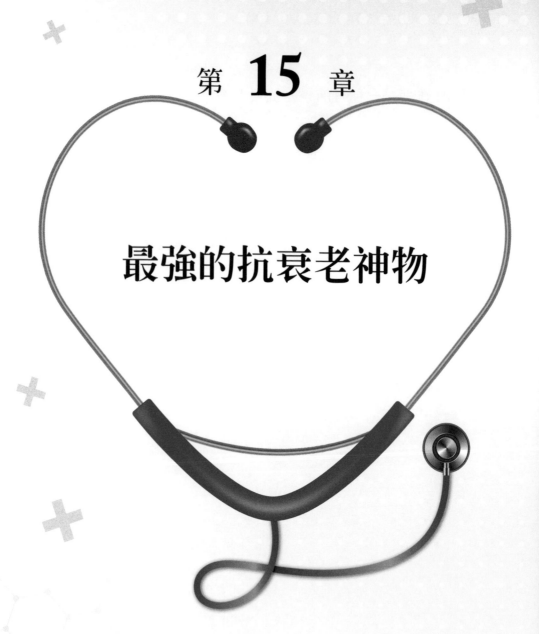

第 **15** 章

最強的抗衰老神物

　　隨著抗衰老研究的不斷深入，NADH 和 NMN（菸鹼醯胺單核苷酸）這兩者備受關注，被視為潛在的抗衰老神物。它們在細胞代謝、能量生產和基因穩定性等方面發揮關鍵作用，引起了科學界和健康愛好者的極大興趣。

　　本章將深入研究 NADH 和 NMN 的特性，並比較它們在抗衰老過程中的效能，探討這兩種物質在細胞功能、免疫調節、DNA 修復等方面的不同作用機制，以及它們對生命延年和健康長壽的影響。

　　透過對 NADH 和 NMN 的對比分析，我們將探討它們的優勢和限制，以提供讀者更清晰的抗衰老選擇。我們將揭開 NADH 與 NMN 之間的抗衰老之爭，解開哪一種才是真正的抗衰老之王的謎底。讓我們一同踏上這趟科學之旅，深入瞭解這兩種抗衰老神物的奧秘。

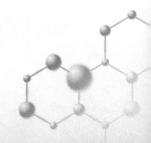

NADH 和 NMN 的基本特性

NADH（Nicotinamide adenine dinucleotide，還原型菸鹼醯胺腺嘌呤二核苷酸）和 NMN（β-Nicotinamide Mononucleotide，菸鹼醯胺單核苷酸）是兩種在細胞能量代謝中扮演關鍵角色的分子，它們各自具有獨特的特性和功能。

1.NADH 的基本特性

NADH 是一種生物體內的輔酶素，是維生素 B3（菸酸）的代謝產物。它在細胞呼吸作用鏈中起到關鍵的作用，參與將食物中的能量轉換為 ATP 的過程。NADH 在這一過程中接收氫離子，形成 NAD^+，同時釋放能量。除了參與能量代謝，NADH 還被認為對抗氧化應激和 DNA 修復具有重要作用。

2.NMN 的基本特性

NMN 是 NAD^+ 的前體，這意味著它可以在體內轉化為 NAD^+，NAD^+ 在細胞中的濃度與能量代謝和細胞功能密切相關，其主要作用是增加細胞內的 NAD^+ 濃度，進而支持細胞功能和生物體的整體代謝。

3. NADH 和 NMN 的相似之處

(1)**能量代謝支持**：NADH 和 NMN 都參與細胞能量代謝的不同階段，NADH 在細胞呼吸作用中傳遞電子，產生 ATP；而 NMN 則被視為增加 NAD^+ 濃度的途徑之一，進而支持細胞的能量需求。

(2)**抗氧化特性**：NADH 作為抗氧化劑，有助於清除自由基，減緩氧化應激的影響；同樣的，NMN 的作用之一是增加 NAD^+，進而參與細胞抗氧化過程。

(3)**細胞功能維持**：兩者都與細胞功能和 DNA 修復有關，有助於維持細胞的正常運作和穩定性。

4. NADH 和 NMN 的差異

(1)**作用機制**：NADH 主要透過提供電子參與細胞呼吸作用鏈，直接參與 ATP 的合成；相比之下，NMN 的作用主要體現在增加 NAD^+ 濃度，需要透過調節多個酵素的活性來支持細胞代謝。

(2)**來源**：NADH 和 NMN 皆可以透過食物來獲得，但是服用補充劑的效果會優於食物，因為往往在食物中我們無法獲得足量的 NMN 或 NADH。

(3)**生物利用度**：NMN 作為 NAD^+ 的前體，需要通過酵素才能轉化為 NAD^+；而 NADH 能直接進入細胞，而且在轉換成

NAD⁺ 的過程中還可以產生能量。

NADH	VS	NMN
	化學結構	
酵母發酵	成份來源	多為化學合成
高，氧化反應可直接轉換成 NAD⁺	產生 NAD⁺ 效率	偏低，須經由酵素作用
1	機轉步驟	3
不耗能，生成 NAD⁺ 的過程中同時生成細胞能量 ATP	是否需要消耗能量	耗能，必須消耗細胞能量 ATP 才能合成 NAD⁺
×	是否需要特定的酶	○
○	產生能量	×
有非常多	人體臨床實驗	有一些
無副作用	安全性	尚不清楚

這兩種分子雖然在生物體內擔任不同的角色，但都與細胞的能量生產和維持正常功能密切相關。在接下來的內容中，我們將深入探討它們的相似之處和差異，以及在抗衰老方面的潛在效果。

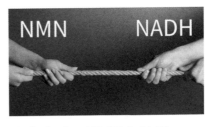

NADH 和 NMN 在能量代謝中的作用

　　能量代謝是維持生命活動的基本過程，而 NADH 和 NMN 作為與這一過程緊密相關的輔酵素，對於調節細胞內的能量平衡發揮著關鍵作用。

　　首先，讓我們瞭解一下 NADH 在能量代謝中的功能。NADH 是 NAD^+ 的還原形式，它對於細胞呼吸作用至關重要。細胞呼吸作用是一種將食物中的能量轉化為 ATP 的過程，而 NADH 在這個過程中充當著傳遞電子的關鍵載體。在呼吸鏈中，NADH 釋放的電子通過一系列蛋白質複合物，最終推動了 ATP 的合成，這種轉化過程是細胞獲得能量的主要途徑之一，而且在過程中也轉化出 NAD^+。

相對於 NADH，NMN 被視為 NAD^+ 的前體，具有增加 NAD^+ 濃度的能力。NAD^+ 在細胞內參與多個酵素的反應，這些反應直接涉及到能量代謝的各個階段，其中一個重要的過程是 NAD^+ 的參與，將葡萄糖轉化為能量，這是細胞維持正常功能所必需的。

NADH 和 NMN 哪個才是 最強的抗衰老神物

NADH 和 NMN 都是與 NAD^+ 有極高關聯性的分子，也都被視為是抗衰老神物，但是它們之間存在著顯著差異。我們可以從以下幾點去分析：

1. 進入細胞的方式

NMN 需要特異性轉運蛋白（Slc12a8）來進入細胞，並且還需要特定酵素（NMNAT）的幫助和消耗能量來合成 NAD^+；而 NADH 可以直接透過細胞膜來進入細胞，並不需要通過轉運蛋白。

2. 轉化的方式

NMN 需要透過一系列酵素催化的反應，最終才能生成

NAD$^+$，這些反應不僅需要消耗時間和能量，而且可能受到酵素的活性和數量的限制。我們知道能量對於生命活動極其重要，而 NADH 恰恰相反，它本身就可以產生能量（ATP）。此外，NADH 進入體內時無需特定酵素的幫助，可直接在細胞內進行氧化反應，從而直接分解成 NAD$^+$，同時還能產生能量（ATP）。一個是合成、一個是分解；一個有條件限制、一個沒有那麼多限制，因此，相對而言，有些學者就認為 NADH 轉化為 NAD$^+$ 的效率要比 NMN 高上許多。

3. 前體 V.S. 還原型

最新的科學研究發現，NAD$^+$ 的還原型，例如 NADH，比 NAD$^+$ 的前體，例如 NMN，更能有效地提高細胞內的 NAD$^+$ 濃度。這是因為 NAD$^+$ 的前體在進入細胞之前，會被細胞表面的一種酵素（CD38）分解成菸醯胺，從而降低了 NAD$^+$ 補充的效率。而且，過多的菸醯胺還會抑制一些重要的酵素，例如 Sirtuin 家族，這些酵素對於細胞的健康和壽命有很大的影響。相反地，NAD$^+$ 的還原型，例如 NADH，不容易被 CD38 分解，因為它們和 CD38 的活性部位結合得不緊密，這意味著它們可以更好地進入細胞並提升 NAD$^+$ 濃度。

因此，NMN 和 NADH 是兩種與 NAD$^+$ 有關的分子，它們在人體中發揮著重要的作用。NAD$^+$ 是一種輔酶，參與了許多生命活動，如能量代謝、DNA 修復、基因表達調控等，隨著年齡

增長，NAD⁺ 在體內的濃度會下降，導致各種衰老相關的疾病和功能下降。因此，提高 NAD⁺ 的濃度被認為是一種延緩衰老和保持健康的有效途徑。

然而，根據以上分析，雖然 NMN 和 NADH 都可以作為營養補充劑，以此增加 NAD⁺ 的濃度，但它們之間誰是最強的抗衰老神物呢？這個問題在科學界並沒有一個簡單的答案，因為它們各有各的優缺點和作用方式。

NMN 是 NAD⁺ 的前體物質，透過口服攝入 NMN，它進入腸道細胞，然後再通過特異性轉運體進入細胞，並經由酵素催化來轉化為 NAD⁺。NAD⁺ 可經過血液循環傳播至全身各個器官和組織，發揮其多方面的作用。NMN 透過提高 NAD⁺ 的濃度，影響許多與健康和衰老相關的生理過程，包括抗氧化、抗炎、細胞凋亡以及粒線體功能等。

NADH 則是還原型的 NAD⁺，也就是說在參與能量代謝時，NAD⁺ 失去一個電子後形成 NADH。NADH 能夠直接提供細胞能量，因為它可以在電子傳遞鏈中釋放電子，驅動 ATP 的合成。ATP 是細胞的能量貨幣，參與所有的生命活動。因此，NADH 在能量生成方面更加直接且有效。但是 NADH 除了本身的效果外，在運作過程中又可以轉化為 NAD⁺，因此也同樣具備提升 NAD⁺ 濃度的效果，對於與健康及衰老相關的生理過程均有明顯的助益。

考量兩者進入細胞的方式、轉化的方式、前體和還原型的差

異性等問題，我們可以得出結論：「NADH 和 NMN 雖然都是補充 NAD+ 的有效方式，但是在效率、安全性和功效方面，NADH 明顯優於 NMN ！」

如何選擇 NADH 的營養保健品

目前市面上可以買到的還原型 NAD+ 補充劑只有 NADH，它是一種經過多國認證和批准的膳食補充劑，已經在歐美市場銷售了 20 多年。有很多的人體試驗數據證明它的安全性和有效性，是目前最可靠和最成熟的 NAD+ 補充劑。

雖然 NADH 能夠直接轉變為 NAD+，並且具有更優越的轉化率，即便不轉換而作為 NADH 存在，也有著 NAD+ 所沒有的效果。但 NADH 同時也面臨著產品穩定性的挑戰，這是因為 NADH 的製造和保存非常困難，它很容易受到光、熱、水和氧的影響而失效。而且，NADH 在人體內也很難被吸收，因為胃酸會破壞它的結構。所以美國食品藥物管理局 FDA 曾客觀描述 NADH：「除了怕光、怕水、怕高溫和怕氧化之外，吸收過程中也怕胃酸降解，使得真正被吸收的部分變得非常有限。」

因此，市場上能夠提供高品質 NADH 的產品並不多，如何提升 NADH 的穩定性及吸收率，成為各家廠商關注的焦點。民眾在選購產品時，可以考慮選擇具備特殊製程保護並且透過口腔粘膜吸收的劑型，以減少胃酸對 NADH 造成的破壞。

從科研角度來看，正如同畢克邁爾教授在實驗中使用「穩定型 NADH」給受試者使用，從動物到人體試驗皆獲得卓越的成果。因此，我們建議讀者選購穩定型 NADH 產品，最好是應用特殊製程的專利包覆技術，將 NADH 包裹在葉黃素微粒中，以極大程度提高 NADH 的穩定性。同時，透過口腔粘膜吸收的粉劑會是更佳的選擇，因為這樣不僅減少了製成錠劑所需的額外添加物或是膠囊對身體造成的負擔，還可以減少胃酸對 NADH 的破壞，一舉數得的取得 NADH 對身體最大的好處。

 醫點就通

NADH 和 NMN 雖然都與細胞內的 NAD^+ 生成有關，但它們透過不同的途徑進行：NADH 主要透過直接提供 NAD^+，而 NMN 則透過中間代謝步驟轉化為 NAD^+，這意味著它們可能在細胞內產生不同的影響，且 NADH 的效率優於 NMN。

目前 NADH 在一些臨床研究顯示其對抗衰老的潛在效

果，而 NMN 則被認為能夠增加 NAD⁺ 濃度，進而影響細胞代謝。兩者在臨床應用上的效果還需要更多的研究支持，不過 NADH 的人體臨床試驗論文超過 30 份，這部分也較 NMN 成熟許多。

　　雖然 NMN 的動物實驗和人體臨床試驗並未發現毒性或副作用，不過即使在高濃度下，NADH 同樣在各項動物實驗和人體臨床試驗也沒有出現毒性或副作用。在世界最大、最完整的藥物和藥物靶標資源庫 Drug Bank 上，NADH 被批准為一種營養品。作為膳食補充劑，NADH 已經在歐美市場銷售 20 餘年，根據 FDA Adverse Event Reporting System（FDA 不良事件報告系統）和 CFSAN Adverse Event Reporting System（CAERS 不良事件報告系統）所載數據，從未有過因為口服 NADH 而引起的不良事件。因此 NADH 在安全性上面相較於剛剛嶄露頭角的 NMN 來說，已經得到充分的驗證了。

　　總的來說，NADH 和 NMN 作為抗衰老補充劑都有其獨特的特點和優勢，兩者在安全性上面都沒發現什麼負面的結果，然而基於研究的成熟度、生理機制的考量以及商品化的時間來看，NADH 在效率、安全性和功效方面仍是明顯優於 NMN。

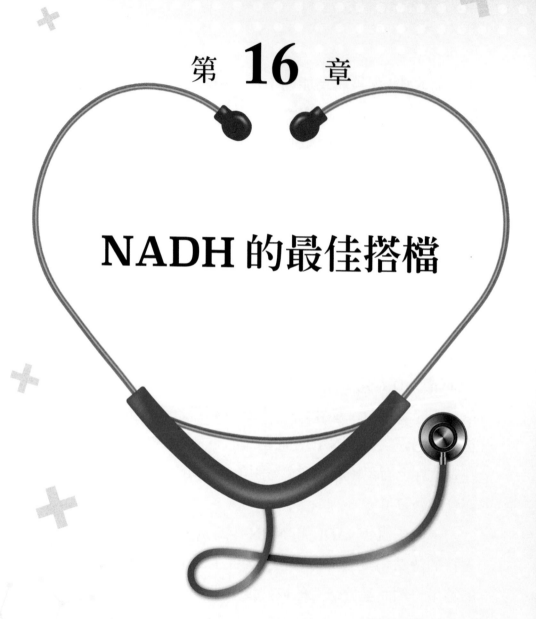

第 **16** 章

NADH 的最佳搭檔

　　NADH 作為細胞代謝的關鍵參與者，其在能量生產和細胞機能維護中扮演著重要的角色。然而，要實現最佳的細胞活力和健康狀態，單靠 NADH 可能不足以滿足所有需求。在這樣的背景下，輔酵素 Q10（CoQ10）成為 NADH 的理想搭檔，共同參與調節細胞活動的舞台。

　　本章將深入探討 NADH 與輔酵素 Q10 的協同作用，探索它們在細胞能量、抗氧化防禦和整體生理功能方面的協同效應，解析這兩者在不同生理條件下的配合程度，以及它們如何共同應對人體面臨的各種挑戰。

　　除了輔酵素 Q10 之外，專利生物核糖 B3 複合物也對提升能量有著非常大的幫助，因為它可以非常有效的提升體內的 NAD^+，透過同時服用 NADH 和專利生物核糖 B3 複合物，更可以同時提升體內的 NADH 和 NAD^+，來達到對健康的最大益處。讓我們一同探索 NADH 和輔酵素 Q10 及專利生物核糖 B3 複合物的奇妙世界，揭開這場細胞能量與抗氧化之旅的新頁。

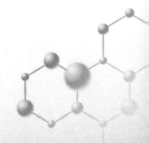

輔酵素 Q10 的基本功能

　　輔酵素 Q10（CoQ10）是一種脂溶性的化合物，可由身體自行合成或從飲食中獲得。輔酵素 Q10 在粒線體（細胞發電廠）產生 ATP，扮演非常重要的角色，同時也作為細胞膜和脂蛋白的抗氧化劑，可保護他們免受氧化損傷。因此，輔酵素 Q10 不僅有助於細胞能量的生成，同時對心血管健康和免疫系統功能具有積極影響和益處。

　　隨著年齡的增長，組織中輔酵素 Q10 的濃度會下降，但是可以藉由營養補充劑的攝取來提供足夠的輔酵素 Q10。輔酵素 Q10 有兩種型態，分別為氧化型和還原型。一般的營養補充劑為氧化型輔酵素 Q10，在攝取後必須轉換成還原型才能發揮功能，也因此還原型輔酵素 Q10 優於氧化型輔酵素 Q10。

　　輔酵素 Q10 被證實的效果如下：

1. 產生能量

　　輔酵素 Q10 在粒線體的 ATP 生成過程中扮演著極其重要的角色，參與並促進粒線體的能量代謝。粒線體是細胞的能量工

廠，負責將食物中的營養素轉化為 ATP（三磷酸腺苷），而 ATP
是細胞運作所需的基本能量單位。輔酵素 Q10 作為一種輔助因
子，可以提升粒線體的能量效率，進而增加 ATP 的產量和利用
率。輔酵素 Q10 對於維持身體健康和活力有著重要的作用，尤
其在心臟、肌肉、肝臟和腎臟等需要大量能量的器官中，輔酵素
Q10 的含量更是高於其他部位。因此，補充輔酵素 Q10 可以幫
助改善這些器官的功能，減少疲勞感，提高生活品質，對於維持
身體健康和活力具有重要作用。

2.抗氧化

輔酵素 Q10 是一種高效的脂溶性抗氧化劑，可以保護細胞
膜和脂質蛋白免受氧化損傷，除了直接中和自由基之外，輔酵素
Q10 還能夠再生其他抗氧化劑，例如抗壞血酸（維生素 C）。

3.預防老化

當粒線體生成 ATP 的時候，其副產品活性氧（ROS）就會
對細胞結構造成氧化損傷，在衰退過程中扮演著重要的作用。所
以如果活性氧不被抗氧化劑中和，可能會隨著時間的推移損害粒
線體。因此，輔酵素 Q10 不僅在粒線體的 ATP 合成中發揮關鍵
作用，更是在粒線體膜中扮演抗氧化的角色。

NADH 和輔酵素 Q10 結合的益處

　　NADH 和輔酵素 Q10 是人體內兩種關鍵的輔酵素，擁有多樣的生物學功能，特別是在細胞能量代謝和抗氧化防禦方面具有重要作用。正因為輔酵素 Q10 和 NADH 在粒線體的 ATP 產生和細胞代謝穩態中發揮著關鍵作用，兩者皆可減少自由基的產生，並且皆可作為強大的抗氧化劑來使用。而慢性疲勞症候群（CFS）患者體內的輔酵素 Q10 和 NADH 濃度以及氧化還原狀態皆受到影響。有學者就提出，結合輔酵素 Q10 和 NADH 這兩種天然抗氧化劑的補充組合或許有助於減緩慢性萊姆病（Chronic Lyme Disease）和慢性疲勞症候群（CSF）患者的疲勞症狀，甚至有可能自然恢復粒線體功能。

NADH 和輔酵素 Q10 混合補充劑的臨床效果

　　美國加州分子生物研究所加斯・L・尼科爾森教授（Prof. Garth L. Nicolson）的研究團隊於 2012 年在《健康與疾病中的功能性食品》期刊中發表論文展示研究成果，該研究團隊招募了 16 名患有慢性萊姆病的患者作為受試者，設計一項為期 8 週的開放標籤初步研究。初步數據顯示，慢性萊姆病患者開始口服 NADH 及輔酵素 Q10 的混合補充劑後，整體疲勞程度減少了 26％，而且完成任務和活動的能力以及情緒和認知能力都有顯著改善。

　　基於加州分子生物研究所所提出的初步證據，西班牙 Vall d'Hebron 大學醫院 Vall d'Hebron 研究中心的研究團隊於 2015 年在《抗氧化氧化還原訊號》期刊中發表論文，他們設計了一項為期 8 週的隨機、雙盲、安慰劑對照試驗，以評估口服輔酵素 Q10 加 NADH 混合補充劑對慢性疲勞症候群（CSF）的益處。該研究小組讓 73 名 CFS 患者口服輔酵素 Q10（每日 200 毫克）與 NADH（每日 20 毫克）混合補充劑，並評估其對疲勞和生化參數的影響。研究顯示，口服輔酵素 Q10 與 NADH 混合補充劑對 CFS 患者的疲勞和生化參數可能具有保健效果。為了確認這些結果，進一步進行更大樣本的試驗是必要的。

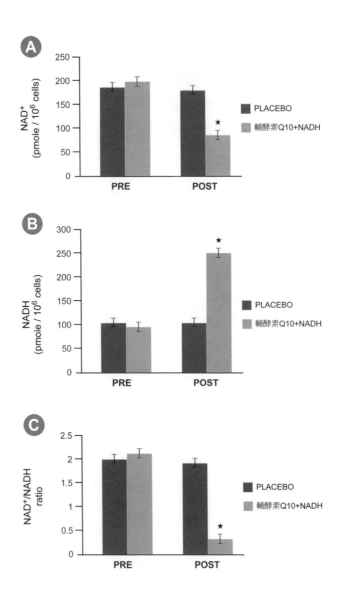

口服輔酵素 Q10 加 NADH 的混合補充劑對於慢性疲勞症候群患者的
疲勞和生化參數具有益處

接著，西班牙巴塞隆納自治大學的 Vall d'Hebron 醫院研究所的研究團隊更在 2021 年於《營養素》期刊發表論文，該科研團隊為評估口服輔酵素 Q10 和 NADH 聯合補充劑對肌痛性腦脊髓炎／慢性疲勞症候群（ME ／ CFS）患者在疲勞、睡眠質量和健康相關生活品質的影響。為此，他們進行了一項持續 12 週的前瞻性、隨機、雙盲、安慰劑對照試驗，總共招募了 207 名 ME ／ CFS 患者，參與者被隨機分配到每天一次服用 200 毫克輔酵素 Q10 和 20 毫克 NADH 或是安慰劑的組別。

研究結果顯示，服用輔酵素 Q10 和 NADH 聯合補充劑的組別中，受試者的認知功能障礙和整體功能障礙顯著減少，同時健康相關生活品質（使用 SF － 36 量表測量）也顯著改善。此外，在聯合補充劑組中，受試者的睡眠時間在第 4 週顯著增加，而睡眠效率在第 8 週明顯提高。因此，這項研究表明，輔酵素 Q10 和 NADH 聯合補充劑是一種安全且有效的方法，有助於減輕 ME ／ CFS 患者的認知和功能障礙，並提高他們的健康相關生活品質。

綜上所述，我們可以肯定一開始學者的推論是正確的，也可以肯定口服輔酵素 Q10 和 NADH 聯合補充劑確實具有比單純服用 NADH 還要大的臨床效益，不過目前對於聯合補充劑的研究僅在慢性疲勞症候群（CSF）相關的疾病上得到成果，還需要科學界日後將輔酵素 Q10 和 NADH 聯合補充劑的應用擴展到其他健康議題上面，來確保有更理想的效果。

專利生物核糖 B3 複合物

專利生物核糖 B3 複合物是一種專有化合物，已被證明可以直接有效地增加 NAD⁺。專利生物核糖 B3 複合物是一種結合了菸鹼醯胺（Nicotinamide）和生物核糖（Bioenergy Ribose®）的創新複合物，它的作用機制是透過菸鹼醯胺的補救途徑來提高細胞內的 NAD⁺ 濃度，從而促進能量代謝和細胞健康。

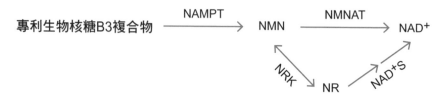

專利生物核糖 B3 複合物提升體內 NAD⁺ 濃度的代謝路徑圖

氧化型菸醯胺腺嘌呤二核苷酸（NAD⁺）是維持所有細胞正常運作所需的重要輔助因子，由於體內 NAD⁺ 濃度不足會導致許多的健康問題，尤其是與衰老以及因為衰老所衍生出來的疾病有關。因此，在動物體內本身就會生成 NAD⁺，就像在哺乳動物體內存在四種 NAD⁺ 生物合成途徑一樣。儘管所有四種途徑都會增加體內 NAD⁺ 濃度，但透過不同途徑生成的 NAD⁺ 在器官和組織

中的分布不同。在肝臟中，已知存在所有四種途徑的酵素，這允許將所有 NAD$^+$ 的前體轉化為 NAD$^+$，並透過血流循環為整個生物體補充能量。然而，在其他組織中，卻無法確保所有的 NAD 前體都可以成功轉化為 NAD$^+$。

經過動物實驗確認，攝取專利生物核糖 B3 複合物後，NAD$^+$ 濃度在所有劑量下均穩定增加。連續補充四天不同劑量的專利生物核糖 B3 複合物後，NAD$^+$ 均達到穩定濃度。

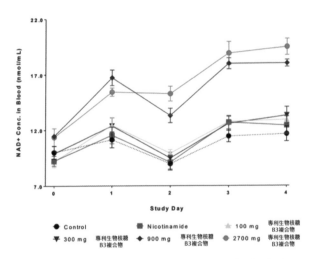

在不同劑量下專利生物核糖 B3 複合物所提升的血液中 NAD$^+$ 濃度

在所有檢查的器官和組織中，都可以偵測到專利生物核糖 B3 複合物和 NAD$^+$ 代謝物的出現。因此，透過實驗證明，專利生物核糖 B3 複合物可有效提高體內 NAD$^+$ 濃度，也包括 NMN 的濃度。

NADH 和專利生物核糖 B3 複合物結合的益處

　　NADH 和 NAD$^+$ 皆是人體內重要的分子，在維持健康和提升能量有著極其重要的地位。雖然兩者分別為 NAD 的氧化型（NAD$^+$）和還原型（NADH），但是在生物化學的反應卻是各司其職，NADH 不能取代 NAD$^+$ 的效果和作用；同樣的，NAD$^+$ 也不能取代 NADH 的效果和作用。NADH 主要參與電子傳遞鏈，產生能量分子 ATP；NAD$^+$ 主要參與 sirtuin 蛋白質的活化，延緩衰老和炎症。因此，它們之間是相互依存，相互協調，共同維護細胞功能的平衡。

　　雖然單獨補充 NADH 也能提高 NAD$^+$ 的濃度，但是它的主要作用還是體現在於它自身的生理功能上，而不是完全依賴於 NAD$^+$。所以，如果想要同時提升 NADH 和 NAD$^+$ 的效益，可以考慮添加專利生物核糖 B3 複合物，它已經被證明可以有效地增加體內 NAD$^+$ 的含量，並且與 NADH 協同作用，發揮更佳的健康效果。

專利生物核糖 B3 複合物
的臨床效果

　　來自美國華盛頓大學的研究團隊於 2022 年在《營養》期刊中指出，科研團隊招募了 18 名年齡介於 36 歲至 65 歲之間的健康男性和女性作為受試者，設計為期 8 天最為嚴謹的隨機、三盲、安慰劑對照的人體臨床試驗。初步數據顯示，補充專利生物核糖 B3 複合物的這組受試者，在補充期間的 NAD^+ 濃度呈現持續上升的趨勢。在第 5 天時，專利生物核糖 B3 複合物這組受試者的 NAD^+ 濃度比第 1 天高出 10.4％，並顯著高於安慰劑組。到第 8 天時，補充專利生物核糖 B3 複合物這組受試者的 NAD^+ 濃度也比基線值高出 6.4％，而安慰劑組在整個補充過程中的 NAD^+ 濃度則沒有明顯差異。這些結果表明，專利生物核糖 B3 複合物可以有效提升血液中的 NAD^+ 濃度，並且具有良好的耐受性。

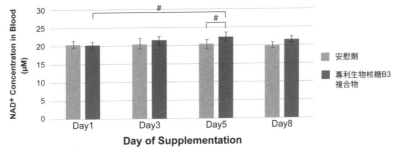

補充專利生物核糖 B3 複合物的受試者可以顯著提升 NAD^+ 濃度

基於美國華盛頓大學所發表的研究論文，我們確定專利生物核糖 B3 複合物可以提高 NAD^+ 及相關代謝的濃度，改善葡萄糖耐受性，增強抗氧化能力，降低清醒皮質醇，進而減輕身體疲勞，提高注意力和活動力，同時改善整體健康感覺。此外，專利生物核糖 B3 複合物的安全性和耐受性也經過確認，因此成為一種有效的 NAD^+ 增強劑，可以為中年人帶來多方面的益處。

綜上所述，我們可以肯定單純服用專利生物核糖 B3 複合物對於提升 NAD^+ 濃度的效果，更可以預期將它和 NADH 一起補充，會具有比單純服用 NADH 還要大的效益，不過日後也需要更多的研究來證實將 NADH 和專利生物核糖 B3 複合物一起服用後的生理機轉是足夠安全和有效果的。

開啟健康長壽的奇蹟之門

我們的身體就像是一座生動的城市，而 NADH 就是那位不可或缺的市長，為這座城市注入生氣和活力。這位市長的首要任務是提高城市的能量水平，讓每一個角落都充滿生命力。NADH 的到來，就像是給這座城市通電，讓每個器官、每條街道都充滿生機。

有趣的是，NADH 不僅僅是一位能量之城的市長，還像一位傑出的建築師，參與調節城市結構的設計，他能幫助維持基因的穩定性，就像是城市的建築結構，確保每一個基因都在正確的位置上發揮作用。

這位市長還懂得與人民建立良好的互動。他善於協調免疫系統，就像城市的警察局，確保城市免受外來威脅。同時，他關心市民的健康，積極參與預防疾病的工作。NADH 的到來，就像是給這座城市注入新生，他讓城市裡的居民更有活力，更有韌性，仿佛每一天都是一場陽光明媚的節日。

隨著我們深入瞭解 NADH 的神奇之處，我們發現他並非冷冰冰的科學名詞，而是生活中的一位貼心的伙伴。他不僅讓我們感受到活力無窮，更是我們追求健康和長壽的得力助手。因此，讓我們一同感受 NADH 所帶來的溫暖和活力，並期待更多健康長壽的奇蹟在未來展開。你所想要的活力無窮，健康長壽，就從 NADH 開始！

 醫點就通

NADH 和輔酵素 Q10 在細胞能量代謝和氧化磷酸化過程中具有密切的協同作用，它們相互補充，形成一種協同效應，有望提高細胞能量生成的效率。而專利生物核糖 B3

複合物則是一種有效的 NAD⁺ 增強劑，如果將其與 NADH 一起服用，可以同步提升 NAD⁺ 和 NADH 的濃度，更有效的促進對健康的益處。

輔酵素 Q10 以其強大的抗氧化性質而聞名，有助於清除自由基，減緩氧化損傷。當與 NADH 結合時，這種抗氧化效應可能進一步增強，保護細胞免受損害。而專利生物核糖 B3 複合物可以增強抗氧化能力，與 NADH 一起服用的話，可以預期提供比單獨服用 NADH 更強大的抗氧化效果。

考慮到 NADH 和輔酵素 Q10 對細胞功能和氧化應激的積極影響，它們合併使用能對抗衰老過程產生積極影響，提供了一種綜合性的抗衰老策略。而專利生物核糖 B3 複合物是一種 NAD⁺ 增強劑，透過提升 NAD⁺ 的濃度已被證實可以減少身體疲勞、提高注意力和活動力，因此和 NADH 一起使用，可能會具有更強大的抗衰老潛力。

儘管有研究支持 NADH 和輔酵素 Q10 聯合補充劑對於慢性疲勞症候群（CSF）及相關疾病下的應用，但仍需要更多臨床試驗和深入研究來確定其具體效果和最佳用途。而專利生物核糖 B3 複合物作為 NAD⁺ 增強劑，也有許多其他以 NMN 或 NR 作為 NAD⁺ 增強劑的論文提供證據，來支持

它在臨床應用領域的效果。

　　總的來說，NADH 和輔酵素 Q10 或專利生物核糖 B3
複合物的結合，展現了多方面的潛在好處，尤其是在能量
代謝、抗氧化和慢性疲勞症候群方面，這種協同效應為人
們提供了一種綜合性的健康促進策略，但在實際應用中，
仍需謹慎考慮個體差異和更多臨床研究的結果。

參考資料

【網站】

1. 基百科-代謝: https://zh.wikipedia.org/zh-tw/%E4%BB%A3%E8%B0%A2

2. 維基百科 - 菸鹼醯胺腺嘌呤二核苷酸: https://zh.wikipedia.org/zh-tw/%E7%83%9F%E9%85%B0%E8%83%BA%E8%85%BA%E5%98%8C%E5%91%A4%E4%BA%8C%E6%A0%B8%E8%8B%B7%E9%85%B8

3. S-CELL - NAD$^+$ 和 NADH – 年輕背後的科學秘密: https://s-cell.hk/blogs/anti-aging/nad-%E5%92%8Cnadh-%E5%B9%B4%E8%BC%95%E8%83%8C%E5%BE%8C%E7%9A%84%E7%A7%91%E5%AD%B8%E7%A7%98%E5%AF%86-%E8%AB%BE%E5%8A%A0%E5%9B%A0%E5%AD%90

4. 邦泰生物: https://hk.bontac.com/dlp/nadh-manufacturer.html

5. 永信藥物營養密度介紹: https://www.ysp.com.tw/tw/magazine/1280

6. 食力 - 植物基飲食：https://www.foodnext.net/science/machining/paper/5975818334

7. NADH 與 NMN 有什麼區別：https://www.zhihu.com/question/621433730

8. NMN、NADH 都是通过 NAD⁺ 来抗衰老，为什么 NADH 更强？https://www.zhihu.com/question/600867722

9. NADH 和 NMN 相对来说哪个抗衰方面更加好？ https://www.zhihu.com/question/593171390

【學術論文】

1. Ying W. NAD⁺ and NADH in cellular functions and cell death. Front Biosci. 2006 Sep 1;11:3129-48. doi: 10.2741/2038. PMID: 16720381.

2. Mari Elancheziyan, K. Theyagarajan, Vinoth Kumar Ponnusamy, Kathavarayan Thenmozhi, Sellappan Senthilkumar, Porous graphene oxide based disposable non-enzymatic electrochemical sensor for the determination of nicotinamide adenine dinucleotide, Micro and Nano Engineering, Volume 15, 2022, 100133, ISSN 2590-0072.

3. demarin, v. eT al.: TreaTmenT oF alzheimer's disease wiTh sTaBilized oral niCoTinamide adenine dinuCleoTide: a randomized,

douBle-Blind sTudy. drugs exP Clin res. 2004;30(1):27-33.

4. Birkmayer, w. and Birkmayer, g.J.: niCoTinamidadeni-ndinuCleoTide (nadh): The new aPProaCh in The TheraPy oF Parkinson 's disease. ann Clin laB sCi. 1989; Jan-FeB;19(1):38-43.

5. Forsyth LM, Preuss HG, MacDowell AL, Chiazze L Jr, Birkmayer GD, Bellanti JA. Therapeutic effects of oral NADH on the symptoms of patients with chronic fatigue syndrome. Ann Allergy Asthma Immunol. 1999 Feb;82(2):185-91. doi: 10.1016/S1081-1206(10)62595-1. PMID: 10071523.

6. Castro-Marrero J, Cordero MD, Segundo MJ, Sáez-Francàs N, Calvo N, Román-Malo L, Aliste L, Fernández de Sevilla T, Alegre J. Does oral coenzyme Q10 plus NADH supplementation improve fatigue and biochemical parameters in chronic fatigue syndrome? Antioxid Redox Signal. 2015 Mar 10;22(8):679-85. doi: 10.1089/ars.2014.6181. Epub 2014 Dec 18. PMID: 25386668; PMCID: PMC4346380.

7. Rajman L, Chwalek K, Sinclair DA. Therapeutic Potential of NAD-Boosting Molecules: The In Vivo Evidence. Cell Metab. 2018 Mar 6;27(3):529-547. doi: 10.1016/j.cmet.2018.02.011. PMID: 29514064; PMCID: PMC6342515.

解密 NADH

健康、長壽和活力的秘密

8. Bushehri N, Jarrell ST, Lieberman S, Mirdamadi-Zonozi N, Birkmayer G, Preuss HG. Oral reduced B-nicotinamide adenine dinucleotide (NADH) affects blood pressure, lipid peroxidation, and lipid profile in hypertensive rats (SHR). Geriatr Nephrol Urol. 1998;8(2):95-100. doi: 10.1023/a:1008242900153. PMID: 9893217.

9. Nakama M, Murakami Y, Tanaka H, Nakata S. Decrease in nicotinamide adenine dinucleotide dehydrogenase is related to skin pigmentation. J Cosmet Dermatol. 2012 Mar;11(1):3-8. doi: 10.1111/j.1473-2165.2011.00592.x. PMID: 22360328.

10. Fania L, Mazzanti C, Campione E, Candi E, Abeni D, Dellambra E. Role of Nicotinamide in Genomic Stability and Skin Cancer Chemoprevention. Int J Mol Sci. 2019 Nov 26;20(23):5946. doi: 10.3390/ijms20235946. PMID: 31779194; PMCID: PMC6929077.

11. Slade N, Storga-Tomic D, Birkmayer GD, Pavelic K, Pavelic J. Effect of extracellular NADH on human tumor cell proliferation. Anticancer Res. 1999 Nov-Dec;19(6B):5355-60. PMID: 10697561.

12. Birkmayer, Georg Dr and Karl Nadlinger. "Stabilized NADH improves the physical and mental performance in highly

conditioned athletes." (2003).

13. Birkmayer GD. REDUCED NADH IMPROVES PSYCHOMOTORIC AND PHYSICAL PERFORMANCE IN ATHLETES. International Journal of Sports Medicine. 1996 April.

14. Margaret L. Molin, James L. Rebet, Barbara L. Fly, Steven M. Zendell, Lauren Broc, Tina Ford , Rochelle S. Za, Gary G. Kay. Effectiveness of NADH in Alleviating Effects of Acute Sleep Deprivation in Healthy Middle-Aged Adults. New York Weill Cornell Medical Center. 2001 December.

15. Gary G. Kay, Erik Viirre, Jonathan Clark. Stabilized NADH as a Countermeasure for Jet Lag. Submitted to Aviation Space & Environmental Medicine. 2001.

16. Birkmayer GD, Kay GG, Vürre E. Stabilisiertes NADH (ENADA) verbessert die durch Jetlag reduzierte Hirnleistung [Stabilized NADH (ENADA) improves jet lag-induced cognitive performance deficit]. Wien Med Wochenschr. 2002;152(17-18):450-4. German. doi: 10.1046/j.1563-258x.2002.02072.x. PMID: 12385067.

17. Birkmayer, J. D.. "Coenzym-1 (N.A.D.H.) verbessert die Symptome des klimakterischen Syndroms." Geburtshilfe Und Frauenheilkunde 66 (2006): n. pag.

18. Kuhn DM, Geddes TJ. Reduced nicotinamide nucleotides prevent nitration of tyrosine hydroxylase by peroxynitrite. Brain Res. 2002 Apr 12;933(1):85-9. doi: 10.1016/s0006-8993(02)02307-7. PMID: 11929639.

19. Nicolson, Garth & Settineri, Robert & Ellithorpe, Rita. (2012). Glycophospholipid Formulation with NADH and CoQ10 Significantly Reduces Intractable Fatigue in Western Blot-Positive 'Chronic Lyme Disease' Patients: Preliminary Report. Functional Foods in Health and Disease. 2. 35-47. 10.31989/ffhd. v2i3.100.

20. Castro-Marrero J, Cordero MD, Segundo MJ, Sáez-Francàs N, Calvo N, Román-Malo L, Aliste L, Fernández de Sevilla T, Alegre J. Does oral coenzyme Q10 plus NADH supplementation improve fatigue and biochemical parameters in chronic fatigue syndrome? Antioxid Redox Signal. 2015 Mar 10;22(8):679-85. doi: 10.1089/ars.2014.6181. Epub 2014 Dec 18. PMID: 25386668; PMCID: PMC4346380.

21. Castro-Marrero J, Segundo MJ, Lacasa M, Martinez-Martinez A, Sentañes RS, Alegre-Martin J. Effect of Dietary Coenzyme Q10 Plus NADH Supplementation on Fatigue Perception and Health-Related Quality of Life in Individuals with Myalgic

Encephalomyelitis/Chronic Fatigue Syndrome: A Prospective, Randomized, Double-Blind, Placebo-Controlled Trial. Nutrients. 2021 Jul 30;13(8):2658. doi: 10.3390/nu13082658. PMID: 34444817; PMCID: PMC8399248.

22. Rasoolzadeh EA, Shidfar F, Rasoolzadeh RA, Hezaveh ZS. THE EFFECT OF COENZYME Q10 ON PERIODONTITIS: A SYSTEMATIC REVIEW AND META-ANALYSIS OF CLINICAL TRIALS. J Evid Based Dent Pract. 2022 Jun;22(2):101710. doi: 10.1016/j.jebdp.2022.101710. Epub 2022 Mar 4. PMID: 35718433.

23. Sun C, Zhang F, Ge X, Yan T, Chen X, Shi X, Zhai Q. SIRT1 improves insulin sensitivity under insulin-resistant conditions by repressing PTP1B. Cell Metab. 2007 Oct;6(4):307-19. doi: 10.1016/j.cmet.2007.08.014. PMID: 17908559.

24. Buonocore D, Lazzeretti A, Tocabens P, Nobile V, Cestone E, Santin G, Bottone MG, Marzatico F. Resveratrol-procyanidin blend: nutraceutical and antiaging efficacy evaluated in a placebocontrolled, double-blind study. Clin Cosmet Investig Dermatol. 2012;5:159-65. doi: 10.2147/CCID.S36102. Epub 2012 Oct 5. PMID: 23071399; PMCID: PMC3469214.

25. Liu Y, Ma W, Zhang P, He S, Huang D. Effect of resveratrol on blood pressure: a meta-analysis of randomized controlled trials. Clin Nutr. 2015 Feb;34(1):27-34. doi: 10.1016/j.clnu.2014.03.009. Epub 2014 Mar 31. PMID: 24731650.

26. Wong RH, Howe PR, Buckley JD, Coates AM, Kunz I, Berry NM. Acute resveratrol supplementation improves flow-mediated dilatation in overweight/obese individuals with mildly elevated blood pressure. Nutr Metab Cardiovasc Dis. 2011 Nov;21(11):851-6. doi: 10.1016/j.numecd.2010.03.003. Epub 2010 Jul 31. PMID: 20674311.

27. Lagouge M, Argmann C, Gerhart-Hines Z, Meziane H, Lerin C, Daussin F, Messadeq N, Milne J, Lambert P, Elliott P, Geny B, Laakso M, Puigserver P, Auwerx J. Resveratrol improves mitochondrial function and protects against metabolic disease by activating SIRT1 and PGC-1alpha. Cell. 2006 Dec 15;127(6):1109-22. doi: 10.1016/j.cell.2006.11.013. Epub 2006 Nov 16. PMID: 17112576.

28. Deary IJ, Corley J, Gow AJ, Harris SE, Houlihan LM, Marioni RE, Penke L, Rafnsson SB, Starr JM. Age-associated cognitive decline. Br Med Bull. 2009;92:135-52. doi: 10.1093/bmb/ldp033. PMID: 19776035.

29. Knott A, Achterberg V, Smuda C, et al. Topical treatment with

coenzyme Q 10-containing formulas improves skin' s Q 10 level and provides antioxidative effects. BioFactors. 2015;41(6):383-390. doi:10.1002/biof.1239.

30. Shults CW, Oakes D, Kieburtz K, Beal MF, Haas R, Plumb S, Juncos JL, Nutt J, Shoulson I, Carter J, Kompoliti K, Perlmutter JS, Reich S, Stern M, Watts RL, Kurlan R, Molho E, Harrison M, Lew M; Parkinson Study Group. Effects of coenzyme Q10 in early Parkinson disease: evidence of slowing of the functional decline. Arch Neurol. 2002 Oct;59(10):1541-50. doi: 10.1001/archneur.59.10.1541. PMID: 12374491.

【專書】

1. Birkmayer G, Passwater R. "NADH The Energizing Coenzyme"

2. Birkmayer G., and Zhang, J. in Bagchi,D. and Preuss H.G. "Phytopharmaceuticals in Cancer Chemoprevention, CRC Press 2005, 541-554.

3. Birkmayer, Georg Dr. "Phytopharmaceuticals in Cancer Chemoprevention and Therapy Chapter 12: NADH in Cancer Prevention and Therapy." (2015).

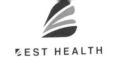

淳活力

NADH

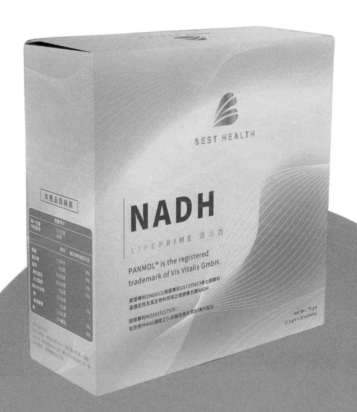

 能量增強

 維持青春美麗

 提高運動表現

 調整時差

 提升專注力和記憶力

了解更多

青春泉

白藜蘆醇

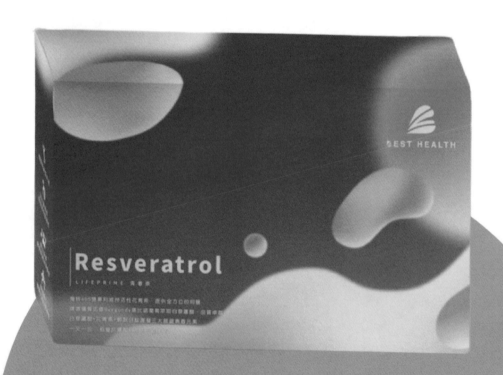

Resveratrol

LIFEPRIME 青春泉

- 養顏美容
- 維持青春美麗
- 促進新陳代謝
- 調整體質
- 維持健康老化

了解更多

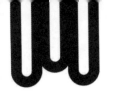
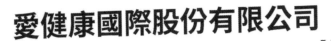
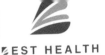

愛健康國際股份有限公司

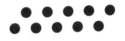

憑本書可兌換
NADH試用包乙份

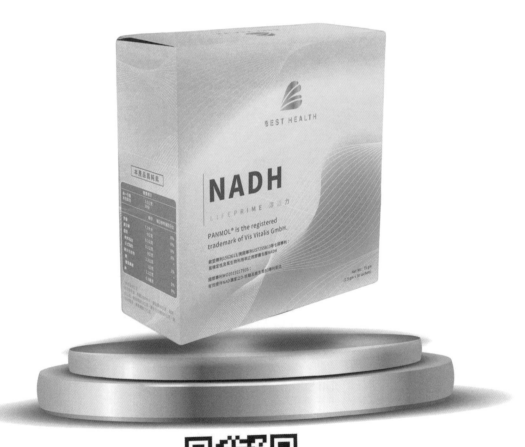

私訊我們

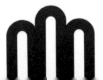

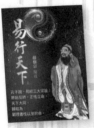
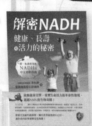
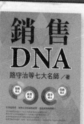
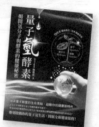
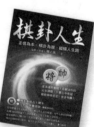
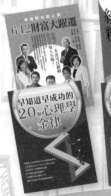
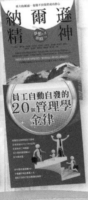
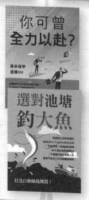
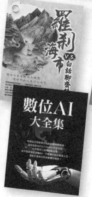
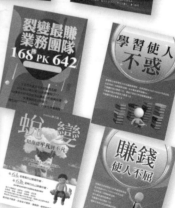

StartUp Experience Sharing

亞洲・世界華人八大名師盛會

趨勢指引 | 人脈引薦 | 策略指導 | 經驗傳承
跨界創業 | 引爆商機 | 系統創富 | 智造未來

在現今一切都會被快速模仿的世界，該如何創造持續的成功？唯有具備不斷跳往新知識領域的眼光與能力，才能保持領先；唯有跳躍轉競，才不怕被取代。

唯有懂得跨領域取經的人，才能在變動的世界裡存活！

您需要有經驗的名師來指點，亞洲・世華八大名師盛會，廣邀夢幻級導師傾囊相授，助您創造新的商業模式，高 CP 值的創業創富機密、世界級的講師陣容指導，助您借力使力，利用槓桿加大您的成功力量，把知識轉換成有償服務系統，讓您連結全球新商機，開啟未來十年創新創富大門，人生由此開始改變！

新趨勢

新商機

新布局

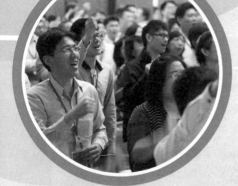

優勢無法永久持續，
卻可以被不斷開創，
學會躍境，就能擁有明天！

**邀請您一同跨界創富，
站在新起點實現新發展！！**

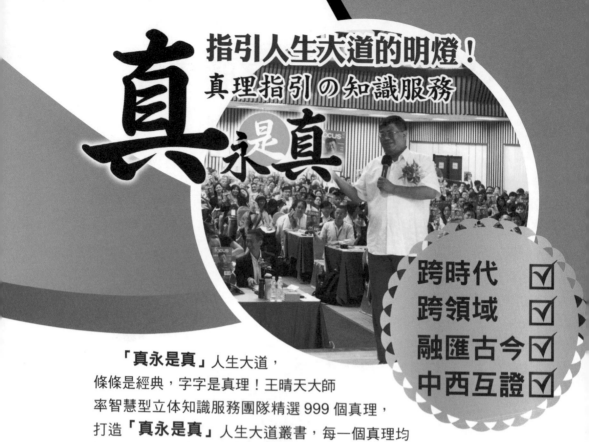

指引人生大道的明燈！
真理指引の知識服務
真永是真

跨時代 ☑
跨領域 ☑
融匯古今 ☑
中西互證 ☑

「**真永是真**」人生大道，
條條是經典，字字是真理！王晴天大師
率智慧型立體知識服務團隊精選 999 個真理，
打造「**真永是真**」人生大道叢書，每一個真理均
搭配書籍、視頻、課程等，並融入了數千本書的知識點、古今中外成功人士
的智慧結晶，全體系應用，360 度全方位學習，讓你化盲點為轉機，為迷航
人生提供真確的指引明燈！

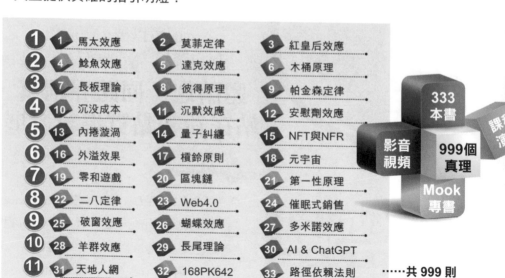

1	1 馬太效應	2 莫菲定律	3 紅皇后效應
2	4 鯰魚效應	5 達克效應	6 木桶原理
3	7 長板理論	8 彼得原理	9 帕金森定律
4	10 沉沒成本	11 沉默效應	12 安慰劑效應
5	13 內捲漩渦	14 量子糾纏	15 NFT與NFR
6	16 外溢效果	17 槓鈴原則	18 元宇宙
7	19 零和遊戲	20 區塊鏈	21 第一性原理
8	22 二八定律	23 Web4.0	24 催眠式銷售
9	25 破窗效應	26 蝴蝶效應	27 多米諾效應
10	28 羊群效應	29 長尾理論	30 AI & ChatGPT
11	31 天地人網	32 168PK642	33 路徑依賴法則

333 本書
課程演講
影音視頻
999個真理
Mook 專書

……共 999 則

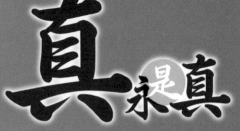

真讀書會
生日趴&大咖聚

真讀書會來了！解你的知識焦慮症！

　　在王晴天大師的引導下，上千本書的知識點全都融入到每一場演講裡，讓您不僅能「獲取知識」，更「引發思考」，進而「做出改變」；如果您想體驗有別於導讀會形式的讀書會，歡迎來參加「真永是真‧真讀書會」，真智慧也！

2024 場次	2025 場次	2026 場次
11/2（六）	11/2（日）	11/7（六）
13:00~21:00	13:00~21:00	13:00~21:00

📍 地點：新店台北矽谷國際會議中心
（ 新北市新店區北新路三段 223 號捷運大坪林站 ）

立即報名

★ 超越《四庫全書》的「真永是真」人生大道叢書 ★

	中華文化瑰寶 清《四庫全書》	當代華文至寶 真永是真人生大道	絕世歷史珍寶 明《永樂大典》
總字數	8 億 **勝**	6 千萬字	3.7 億
冊數	36,304 冊 **勝**	333 冊	11,095 冊
延伸學習	無	視頻＆演講課程 **勝**	無
電子書	有	有 **勝**	無
NFT＆NFR	無	有 **勝**	無
實用性	有些已過時	符合現代應用 **勝**	已失散
叢書完整與可及性	收藏在故宮	完整且隨時可購閱 **勝**	大部分失散
可讀性	艱澀的文言文	現代白話文，易讀易懂 **勝**	深奧古文
國際版權	無	有 **勝**	無
歷史價值	1782 年成書	2023 年出版 **勝** 最晚成書，以現代的視角、觀點撰寫，最符合趨勢應用，後出轉精！	1407 年完成 **勝** 成書時間最早，珍貴的古董典籍。

"「真永是真」人生大道叢書，將是史上最偉大的知識服務智慧型工程！堪比《四庫全書》、《永樂大典》，收錄的是古今通用的道理，具實用性跨界整合的智慧，絕對值得典藏！"

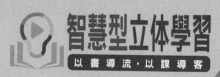

國家圖書館出版品預行編目資料

解密NADH：健康、長壽和活力的秘密 愛健康國
際科研團隊、涂永勝著. 初版—新北市中和區：活
泉書坊，采舍國際有限公司發行, 2024.01 面；公
分；—(Color Life 59)

ISBN 978-986-271-987-9(平裝)

1. CST：健康食品　　2. CST：健康法

411.373　　　　　　　　　　　　112021959

解密NADH

健康、長壽

和活力的秘密

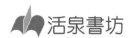
活泉書坊

解密NADH：
健康、長壽和活力的秘密

出 版 者 ■ 活泉書坊　　　　　　副總編輯 ■ 陳雅貞

作　　者 ■ 愛健康國際科研團隊、涂永勝　　文字編輯 ■ 蔡秋萍

總 編 輯 ■ 歐綾織　　　　　　　美術設計 ■ MoMo

台灣出版中心 ■ 新北市中和區中山路2段366巷10號10樓

電話 ■ （02）2248-7896　　　　　傳真 ■ （02）2248-7758

物流中心 ■ 新北市中和區中山路2段366巷10號3樓

電話 ■ （02）8245-8786　　　　　傳真 ■ （02）8245-8718

ISBN ■ 978-986-271-987-9

出版日期 ■ 2024年1月初版

全球華文市場總代理／采舍國際

地址 ■ 新北市中和區中山路2段366巷10號3樓

電話 ■ （02）8245-8786　　　　　傳真 ■ （02）8245-8718

新絲路網路書店

地址 ■ 新北市中和區中山路2段366巷10號10樓

網址 ■ www.silkbook.com

電話 ■ （02）8245-9896　　　　　傳真 ■ （02）8245-8819

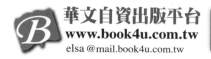